mankau

Prof. Dr. med. Jörg Spitz / William B. Grant, Ph.D.

KREBSZELLEN MÖGEN KEINE SONNE

Vitamin D – der Schutzschild gegen Krebs, Diabetes und Herzerkrankungen

Haben Sie Fragen an Prof. Dr. Jörg Spitz?
Anregungen zum Buch?
Erfahrungen, die Sie mit anderen teilen möchten?

Nutzen Sie unser Internetforum:
www.mankau-verlag.de

Bibliografische Information der Deutschen Nationalbibliothek
Die Deutsche Nationalbibliothek verzeichnet diese Publikation
in der Deutschen Nationalbibliografie;
detaillierte bibliografische Daten sind im Internet über
http://dnb.d-nb.de abrufbar.

Prof. Dr. med. Jörg Spitz / William B. Grant, Ph.D.
Krebszellen mögen keine Sonne
Vitamin D – der Schutzschild gegen Krebs, Diabetes und Herzerkrankungen
ISBN 978-3-938396-64-3
2. Auflage 2011 (1. Auflage 2010)

Mankau Verlag GmbH
Postfach 13 22, 82413 Murnau a. Staffelsee
Im Netz: www.mankau-verlag.de
Internetforum: www.mankau-verlag.de/forum

Lektorat: Ulrich Nigge, Lünen
Endkorrektorat: Dr. Thomas Wolf, MetaLexis

Gestaltung Umschlag:
Andrea Barth, Guter Punkt GmbH & Co. KG, München, www.guter-punkt.de
Gestaltung Innenteil:
Sergio Vitale, vitaledesign GbR, Berlin, www.vitaledesign.com

Hinweis für die Leser:
Die Autoren haben bei der Erstellung dieses Buches sämtliche Informationen und Ratschläge mit Sorgfalt recherchiert und geprüft, dennoch erfolgen alle Angaben ohne Gewähr. Verlag und Autoren können keinerlei Haftung für etwaige Schäden oder Nachteile übernehmen, die sich aus der praktischen Umsetzung der in diesem Buch vorgestellten Anwendungen ergeben. Bitte respektieren Sie die Grenzen der Selbstbehandlung und suchen Sie bei Erkrankungen einen Arzt auf.

Der Inhalt wurde auf 100% Altpapier gedruckt.
Der Druck erfolgte in Deutschland.

INHALT

Vorwort 7
Einleitung: Moderner Lebensstil und krank?
Oder: Artgerechter Lebensstil und gesund! 9

TEIL I: WISSENSWERTES 15
Die Sonne – Gott oder Dämon? 15
Unser Körper – ein gigantischer Chemie-Konzern mit besonderen
Qualitäten 18
Wie viel Vitamin D braucht der Mensch? 24

TEIL II: KREBS – UND DIE BEDEUTUNG
DES SONNENHORMONS 29
Das weltweite Vorkommen von Krebs-Erkrankungen
in Abhängigkeit vom Wohnort der Menschen 29
Warum Krebszellen keinen Sonnenschein mögen 35
Bösartige Tumore des Dickdarms 43
Bösartige Tumore der weiblichen Brust 51
Bösartige Tumore der Prostata 58
Bösartige Tumore der Haut 62
Die Bedeutung des Sonnenhormons bei anderen
bösartigen Tumoren 69
Auch Metastasen mögen keinen Sonnenschein! 73

TEIL III: VITAMIN D – SCHLÜSSEL ZUR PRÄVENTION . 79
Das Sonnenhormon – wichtig für den gesamten Körper 79
Und woher bekomme ich nun genügend Vitamin D? 85
Das Defizitsyndrom – oder: Was Krebszellen sonst noch alles
nicht mögen! 95
Allgemeine Präventionsregeln 102
Individuelle Risikoanalyse und persönliche Konsequenzen ... 113
Rück- und Ausblick: Wie wir dem Körper helfen können,
den Krebs zu besiegen! 120

INHALT

Zu den Autoren 125
Zur Deutschen Stiftung für Gesundheitsinformation & Prävention 127
Anhang I: Beispiele für effektive Präventionskonzepte 129
Anhang II: Informationen zu Vitamin-D-Präparaten 139
Anhang III: Empfehlenswerte Literatur 141
Anhang IV: Interessante Kontaktdaten und Internetadressen . . . 147
Anhang V: Glossar 151
Stichwortverzeichnis 155

VORWORT

„Mithilfe des Sonnenlichtes sind wir in der Lage, die Entstehung und Ausbreitung von Krebs zu verhindern!"

Diese klare Aussage zu machen traut sich derzeit kaum ein Wissenschaftler, obwohl sie eigentlich korrekt ist. Es fehlen dazu allenfalls die „klassischen Beweise" ganz spezieller wissenschaftlicher Untersuchungen. Andererseits gibt es eine überwältigende Fülle von medizinischen Studien, die zeigen, dass mit steigendem Vitamin-D-Spiegel das Risiko sinkt, einen Krebs oder eine andere Zivilisationserkrankung (Herzinfarkt, Schlaganfall, Diabetes etc.) zu entwickeln.

Der Grund für diese erstaunliche Eigenschaft der Substanz liegt darin, dass fast alle Zellen Vitamin D als Hormon für die Steuerung des Zellstoffwechsels mithilfe der Gene benötigen. Ja, Sie haben richtig gelesen: Nicht die Gene steuern die Zellen, sondern die Zellen steuern die Gene – unter anderem mithilfe von Vitamin D! Und dieses wiederum können und müssen wir mithilfe der Sonne in unserer Haut bilden! Denn in Wirklichkeit gehört Vitamin D zu den Hormonen, die der Körper selbst herstellen kann, und nicht zu den Vitaminen, die wir mit der Nahrung aufnehmen müssen – ganz zu schweigen davon, dass es nicht in ausreichenden Mengen in unserer üblichen Nahrung vorkommt.

Als vor einigen Jahren das Buch „Krebszellen mögen keine Himbeeren" erschien, waren die Menschen begeistert darüber, dass die beiden Autoren die Bedeutung der Inhaltsstoffe unserer Nahrung für die Gesundheit so eindringlich und doch gut verständlich darstellten. Folgerichtig wurde es ein Bestseller!

Wir möchten Ihnen jetzt einen weiteren Aspekt des täglichen Lebens vorstellen, der – von der Wissenschaft neu entdeckt – eine zumindest ebenso große Bedeutung für unsere Gesundheit hat wie die Nahrung: die sonnenabhängige Produktion von Vitamin D in unserer Haut – auch und gerade unter dem Aspekt des Krebsgeschehens in unserem Körper.

Im Volksmund galt schon immer: Ohne Sonne kein Leben! Doch damit sind in der Regel die Wärme der Sonnenstrahlen und ihre Bedeutung für die Pflanzenwelt gemeint (Photosynthese). Was die Sonne jedoch im Einzelnen für uns Menschen bedeutet, wissen die wenigsten.

Eigentlich müssten wir das auch alles nicht wissen, wenn wir uns wie unsere Vorfahren vor Zigtausenden von Jahren verhalten würden! Wir bekamen damals die Gesundheitseffekte ganz einfach frei Haus geliefert – sowohl die Mikronährstoffe in der frischen, natürlichen Nahrung als auch Vitamin D in der Haut durch die Einwirkung der Sonne. Das geschah automatisch im Rahmen unseres Lebensstils – um die Details brauchten wir uns nicht zu kümmern!

Die Menschen in den Industrieländern haben jedoch ihre Lebensweise innerhalb weniger Jahrzehnte drastisch verändert – mit enormen Konsequenzen für unsere Gesundheit – auch und vor allem für das Krebsgeschehen in unserem Körper.

Damit sind wir wieder beim Thema: Krebszellen mögen keine Sonne! Wir erklären in diesem Buch eingehend und allgemeinverständlich die neuesten Forschungsergebnisse zum Sonnenlicht und dem in unserer Haut entstehenden Vitamin D sowie den positiven Einfluss, den diese Substanz auf die Entwicklung und Ausbreitung bösartiger Tumore hat.

Um kein einseitiges Bild von der Wirkung dieses „universellen Sonnenhormons" auf das Krebsgeschehen zu zeichnen, haben wir am Ende des Buches noch einige Kapitel mit weiteren, wichtigen Eigenschaften von Vitamin D und anderen Schutzfaktoren für unsere Gesundheit ergänzt und das alles mit grundlegenden Aspekten einer ganzheitlichen Gesundheitsvorsorge verknüpft.

Als Begleiter durch das Buch haben wir Ihnen das unten abgebildete kleine, pfiffige Eselchen ausgesucht, dessen eigentlicher Auftritt erst am Ende des Buches stattfindet.

Viel Vergnügen und reichlich neue Erkenntnisse beim Lesen!

Schlangenbad, im September 2010	Prof. Dr. Jörg Spitz
San Francisco, im September 2010	William Grant, Ph. D.

EINLEITUNG

MODERNER LEBENSSTIL UND KRANK? ODER: ARTGERECHTER LEBENSSTIL UND GESUND!

Der vielfach bewunderte technische Fortschritt unserer modernen Zivilisation hat einen hohen Preis! Damit meinen wir nicht den von vielen immer noch skeptisch betrachteten „Teuro", sondern unsere Gesundheit! Selbst wenn die Menschen sich über diesen Preis im Klaren wären, wäre er noch zu hoch. Leider kennen viele Menschen jedoch den Gegenwert nicht, mit dem sie für den großzügigen Konsum der neuesten technischen Errungenschaften zahlen: Ihre Gesundheit!

Denn die Nutzung der vielfältigen neuen Technologien führt dazu, dass wir unseren althergebrachten Lebensstil so verändert haben, dass er nicht mehr artgerecht ist – meist ohne uns dessen bewusst zu sein. So fordern viele Menschen heute zwar recht lautstark und sicherlich auch zu Recht ein artgerechtes Leben für jeden Affen im Zoo, vergessen dabei jedoch, an den „eigenen Affen in sich selbst" zu denken, der längst nicht mehr artgerecht lebt.

In Bezug auf das Thema des Buches – Vitamin D – leben wir heute eher wie Grottenolme in Höhlen (Gebäuden) oder wie U-Boot-Fahrer: nahezu ohne jegliches Sonnenlicht und nicht – wie einst als Jäger und Sammler – den ganzen Tag im Freien unter der Sonne, und zwar ohne Schutzkleidung und ohne Sonnenschutzcreme!

Der Schlüssel zum Verständnis der Bedeutung eines „artgerechten Lebens" ergibt sich ganz konkret aus dem Vergleich unserer heutigen Lebensweise mit dem Leben unserer Vorfahren. Damit sind aber nicht unsere Großeltern und Urgroßeltern gemeint, denn die waren ebenfalls bereits von den „Segnungen" der Zivilisation betroffen, wenn auch noch nicht in einem solchen Ausmaß wie die Menschen heute. Wir meinen hier die Ur- und Steinzeitmenschen.

Die chronologische Aufzählung in **Tabelle 1** verdeutlicht, dass selbst ein Zeitraum von 10.000 Jahren, seit dem wir Ackerbau und Viehzucht betreiben, nur 0,5 Prozent der menschlichen Geschichte darstellt. Und das letzte knappe halbe Jahrhundert der Computertechnologie lässt sich in Prozentzahlen nicht mehr sinnvoll ausdrücken. Doch gerade in diesen letzten Jahrzehnten haben wir unseren Lebensstil radikal verändert.

Entwicklungsgeschichte der Menschheit

120.000	Generationen als Jäger und Sammler:	99,5 Prozent
500	Generationen Ackerbau und Viehzucht:	0,5 Prozent
10	Generationen in der industriellen Revolution:	0,01 Prozent
1	Generation in der Computerwelt:	0,001 Prozent

Tab. 1: Entwicklungsgeschichte der Menschheit. Unser Körper hatte noch keine Zeit, sich an die veränderten Bedingungen des Computerzeitalters anzupassen.

Dazu zwei eindrucksvolle Beispiele: Unsere Vorfahren sind täglich bis zu 20 Kilometer gelaufen, um etwas zu essen zu finden. Im Durchschnitt bewegen wir uns aktuell noch 600 bis 800 Meter. Und unsere Nahrung besteht heute nur noch zu 30 Prozent aus dem, was unsere Vorfahren einmal gegessen haben! Trotz seiner ungeheuren Kompensationsfähigkeit kann der Körper die sich daraus ergebenden Diskrepanzen und Defizite in vielen Fällen nicht mehr ausgleichen und wird krank.

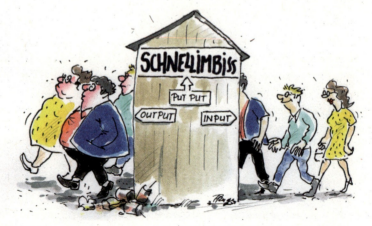

Abb. 1: Einfluss des Lebensstils auf die Gesundheit. (Zeichnung: Peter Ruge)

EINLEITUNG

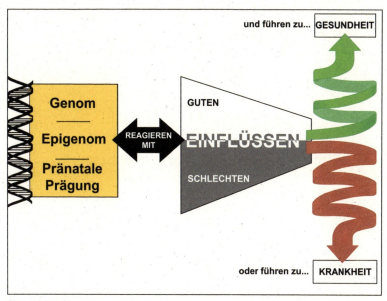

Abb. 2: Vereinfachte Darstellung des komplexen Zusammenspiels der Gene, der Epigenetik und externer Einflüsse auf den Körper, die zu Gesundheit oder Krankheit führen können. (Modifiziert nach Holford P.: The New Optimum Nutrition Bible, Crossing Press 2004)

Inzwischen gibt es deutlich genauere Vorstellungen über die Vorgänge bei der Entstehung der chronischen Erkrankungen, als der Zeichner des Cartoons sie vermitteln kann – auch wenn er die Problematik sicherlich treffend darstellt.

Abbildung 2 zeigt, dass es sich dabei um ein Zusammenspiel von genetischen Faktoren und positiven sowie negativen äußeren Einflüssen auf den Körper handelt. Einfach formuliert: Überwiegen die positiven Einflüsse, bleiben wir gesund, überwiegen die negativen Einflüsse, kommt es zur Krankheit.

Während zahlreiche Einwirkungen auf den Körper von jedem Menschen individuell gestaltet werden können, ist eine direkte Beeinflussung der Gene selbst derzeit praktisch noch nicht möglich. Also sollten wir uns an die eigene Nase fassen und das Augenmerk auf unseren Lebensstil richten, anstatt über die ererbten schlechten Gene zu jammern!

EINLEITUNG

Diese Aufforderung wird noch unterstützt durch die neuesten Forschungsergebnisse der Epigenetik. Diese zeigen, dass wir mit unserem Lebensstil zwar nicht auf die Gene selbst, jedoch auf deren Funktion Einfluss nehmen können, ohne die Erbsubstanz selbst zu ändern: Ein neues und besonders spannendes Kapitel der Wissenschaft.

Welches Ausmaß die Folgen unserer Lebensweise auf die Gesundheit beziehungsweise die Ausbildung von Krankheiten haben kann, wurde bereits vor einigen Jahren in einer amerikanischen Untersuchung an medizinischem Personal festgestellt und im Jahr 2009 durch die Ergebnisse der europaweiten EPIC-Studie auch für Deutschland bestätigt.

Nahezu 30.000 Bundesbürger wurden dazu eingehend untersucht und bislang zweimal im Abstand von vier Jahren nachuntersucht. Unter anderem wurden vier Risikofaktoren des Lebensstils beobachtet und ausgewertet: Rauchen, Übergewicht, ungesunde Ernährung und fehlende körperliche Aktivität.

Dabei zeigte sich, dass lediglich neun Prozent aller Bürger keinen Risikofaktor aufwiesen, während die Mehrzahl sogar mehrere Risikofaktoren gleichzeitig trug. In Bezug auf die Ausbildung von chronischen Krankheiten ergab sich Erstaunliches: Wer sich keine Risikofaktoren leistet, reduziert die Wahrscheinlichkeit, eine Zuckerkrankheit (Diabetes Typ 2) zu bekommen, um 90 Prozent; das Risiko für einen Herzinfarkt vermindert sich um 81 Prozent, die Gefahr einer anderen chronischen Erkrankung sinkt um 78 Prozent!

Im Klartext bedeutet dies, dass 90 Prozent aller Fälle von Diabetes und die daraus für die Betroffenen, aber auch für unser Gesundheitssystem resultierenden Probleme hausgemacht sind! Ähnliches gilt für die Herz-Kreislauf-Erkrankungen! Eigenartigerweise (oder vielmehr bezeichnenderweise?) wurden diese Daten bislang nur in einer wissenschaftlichen Fachzeitschrift im Ausland veröffentlicht! Oder haben Sie im Jahr 2009 eine Schlagzeile darüber in der Bild-Zeitung gefunden? Denn diese Meldung wäre es wert gewesen: „90 Prozent aller Zuckererkrankungen hausgemacht und vermeidbar!"

Die Ergebnisse erklären auch, warum die chronischen Erkrankungen in den letzten Jahrzehnten immer weiter angestiegen sind: Durch die zunehmenden negativen Faktoren unseres Lebensstils haben wir bereits vorhandene Risiken weiter erhöht und neue Risikofaktoren geschaffen.

EINLEITUNG

Diese bringen den Stoffwechsel des Körpers dann letztendlich oft zur Entgleisung, was sich in den vielfachen chronischen Erkrankungen äußert. Das Ganze erinnert an die alte Spruchweisheit:

VIELE HUNDE SIND DES HASEN TOD!

So viel zu den bereits bekannten Grundlagen der Entstehung chronischer Erkrankungen. Im nächsten Kapitel werden wir die herausragende Bedeutung des Sonnenlichtes als weiteren und neu erkannten Faktor bei der Entstehung der ausufernden gesundheitlichen Probleme unserer Zeit darstellen.

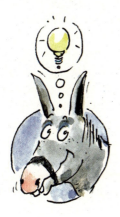

Was unser Eselchen in diesem Kapitel lernen konnte:
Ein artgerechter Lebensstil ist die beste Voraussetzung, Krankheiten zu vermeiden und bis ins Alter über eine hohe Lebensqualität zu verfügen. Die bekanntesten positiven Einflussfaktoren sind bislang eine ausreichende körperliche Aktivität und eine gesunde Ernährung. Umgekehrt sind Rauchen und Übergewicht die bedeutendsten negativen Faktoren. Allerdings schafft es nur eine kleine Minderheit der Bevölkerung, ihren Lebensstil entsprechend auszurichten.

TEIL I

WISSENSWERTES

DIE SONNE – GOTT ODER DÄMON?

Ohne Sonne kein Leben auf der Erde! Diesen Spruch haben wir bereits einmal erwähnt und die Erkenntnis ist auch den meisten Menschen vertraut. Wissen wir doch, dass die Sonne der Erde die benötigte Wärme spendet und die Pflanzen aus dem Sonnenlicht die Energie für ihren Stoffwechsel beziehen. Die auf diese Weise in den Pflanzen angesammelte Energie ist nicht nur die Basis der zur Neige gehenden fossilen Brennstoffe, sondern seit Millionen von Jahren bis heute die Basis der Ernährung für Tiere und Menschen.

Umso unverständlicher erscheint es, dass gerade der Mensch, die „Krone der Schöpfung", in unserer heutigen Zeit diese segensreiche Sonne durch zahlreiche Maßnahmen bewusst oder unbewusst zunächst aus seinem persönlichen Alltagsleben weitgehend ausgeschlossen hat. Inzwischen fürchtet er sie sogar: Sonnenstrahlen gelten nicht mehr als Leben bringend, sondern als tödlich, denn sie verursachen Krebs! Menschheit, wohin bist du gekommen?!

Unsere Geschichtsbücher belegen, dass dies nicht immer so war. Vielmehr wurde die Sonne häufig wie ein Gott verehrt. So galt im antiken Ägypten der Sonnengott Re als einer der mächtigsten Götter. Die alten Griechen verehrten Helios als ihren Sonnengott und die Römer nannten diesen „Sol", dessen Kult bereits auf die Zeiten der Stadtgründung Roms zurückgeht. Auch die Inkas in den Anden Südamerikas verehrten die Sonne und errichteten überall in ihrem Reich Tempel, die der Sonne geweiht waren.

In der Medizin wird seit der Antike immer wieder über die positive Wirkung der Sonne als „Heliotherapie" berichtet. Die Assyrer kannten bereits das Sonnenbaden und hatten eigene Einrichtungen dafür. Die Römer pflegten nicht nur eine hoch entwickelte Badekultur, sondern statteten ihre Häuser bereits mit „Solarien" auf den Dächern aus.

Mit dem Untergang des Römischen Reiches fand auch dessen Bade- und Besonnungskultur ein Ende. Im dunklen Mittelalter waren leichte

TEIL I: WISSENSWERTES

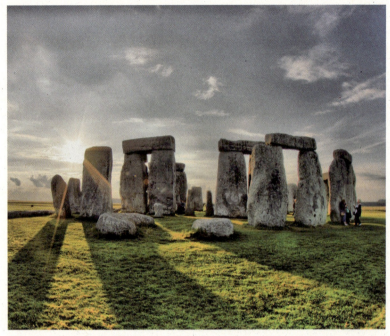

Abb. 3: Die alte Kultstätte Stonehenge (England) beweist, dass auch unter den nordischen Völkern die Sonne verehrt wurde. (Foto: © Gooseman – Fotolia.com)

Bekleidung oder gar nackte Körper unsittlich. Erst die Neuzeit brachte eine Wandlung mit sich. In der Schweiz wurden 1855 die ersten Sanatorien für eine Behandlung mit Sonnenlicht eingerichtet.

Der dänische Arzt Niels Ryberg Finsen erhielt 1903 für seine Erfindung des künstlichen Sonnenlichtes den Nobelpreis. Er setzte es ein zur Behandlung von infektiösen Krankheiten wie Tuberkulose und Pocken.

Auch in der allgemeinen Bevölkerung wuchs das Interesse an der Heliotherapie. Denn im Zuge der zunehmenden Industrialisierung verlagerten immer mehr Menschen nicht nur ihren Arbeitsplatz in die Fabriken, sondern auch ihren Wohnort in die Städte. Damit verringerte sich automatisch die Möglichkeit zur täglichen Sonnenexposition. Ein Urlaub oder eine Kur „auf dem Land" bot einen willkommenen Ausgleich.

Die zahlreichen Kurorte in den Alpen, aber auch in den deutschen Mittelgebirgen, bezeugen die Wertschätzung des Mottos: Zurück zur

DIE SONNE – GOTT ODER DÄMON?

Natur! Allerdings wurden die gesundheitlichen Erfolge häufig mehr der guten Luft als der Sonneneinstrahlung zugeschrieben, sodass sich der Begriff des „Luftkurortes" entwickelte. Typischerweise finden sich jedoch fast alle Luftkurorte in einer mehr oder minder ausgeprägten Höhenlage, die automatisch eine intensivere Sonneneinstrahlung garantiert.

Bedingt durch die Entwicklung der Antibiotika – als hochwirksame Medikamente gegen infektiöse Krankheiten – verloren die Sanatorien in der Zeit nach dem Zweiten Weltkrieg wieder an Bedeutung in der Medizin. Geblieben ist jedoch, zumindest in einem Teil der Bevölkerung, die Vorstellung von einer „gesunden Bräune" durch die Sonne.

Mit dieser Auffassung wird allerdings ein Nebeneffekt der Sonneneinstrahlung – nämlich der Schutz vor zu viel Sonne durch Pigmenteinlagerung („Bräunung") – zum Hauptzweck des Sonnenbadens gemacht. Leider wird dabei allzu häufig die allgemein gültige Warnung von Paracelsus, einem Altmeister der Medizin, nicht beachtet:

„ALLEIN DIE DOSIS MACHT DAS GIFT!"

Wie wir im Kapitel „Bösartige Tumore der Haut" nochmals eingehender besprechen werden, ist also nicht die Sonne das Problem, sondern unser Umgang mit ihr. Im nächsten Kapitel werden wir den Zusammenhang zwischen dem Sonnenlicht und Vitamin D erläutern.

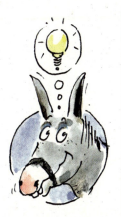

Was unser Eselchen in diesem Kapitel lernen konnte:
Ohne Sonne kein Leben auf der Erde! In früheren Kulturen wurde die Sonne entsprechend als Gott verehrt. Noch bis Mitte des 20. Jahrhunderts hat man sie sogar medizinisch genutzt und zur Behandlung von Infektionskrankheiten wie Tuberkulose eingesetzt. All dies scheinen die modernen Menschen vergessen zu haben, da die Sonne heute oft nur noch als todbringender, bösartiger Dämon angesehen wird, der Krebs verursacht.

TEIL I: WISSENSWERTES

UNSER KÖRPER – EIN GIGANTISCHER CHEMIE-KONZERN MIT BESONDEREN QUALITÄTEN

Wenn wir die Wirkungsweise der Sonnenstrahlen auf unseren Körper verstehen wollen, müssen wir wissen, wie unser Organismus grundsätzlich funktioniert. Viele Menschen machen sich darüber kaum Gedanken und nehmen die vielfältigen, höchst komplizierten Körperfunktionen als selbstverständlich hin. Diese Haltung kann schwerwiegende Folgen für die Gesundheit haben!

In der Tat ist unser Körper ein wahrer Chemiegigant! Das „Unternehmen" verfügt über 50 Billionen komplett ausgerüstete chemische Fabriken, nämlich die Körperzellen. Bekanntlich können Fabriken jedoch nur so lange arbeiten und etwas produzieren, wie sie über genügend Material verfügen.

Und es genügt nicht irgendein Rohstoff, sondern es werden spezielle Materialien benötigt, je nachdem, was die Fabrik herstellt. Und diese Ausgangsstoffe müssen konstant zur Verfügung stehen, sonst stoppt die Produktion. Genau die gleichen Voraussetzungen gelten auch für die Zellen in unserem Körper.

Den benötigten Nachschub erhalten wir vor allem über die Nahrung. Sie muss sämtliche Substanzen enthalten, die der Körper für den ständigen Betrieb seiner Zellen braucht und nicht selbst herstellen kann. Dabei hat der im Deutschen übliche Begriff „Lebensmittel" eine doppelte Bedeutung: Zum einen kann er aussagen, dass es sich um „lebendes" Material handelt. Und in der Tat haben die Menschen, bevor ihnen das Feuer zum Kochen zur Verfügung stand, ihre Nahrung roh verzehren müssen. Für viele Menschen heute ein unvorstellbarer oder gar ekliger Gedanke! Der rohe Zustand der Nahrung hat jedoch eindeutig den Vorteil, dass keinerlei Inhaltsstoffe durch die Zubereitung verloren gehen oder verändert werden. Wir werden auf die besondere Bedeutung der Ernährung für unsere Gesundheit am Ende des Buches noch einmal gesondert eingehen.

Die zweite Interpretation des Begriffes „Lebensmittel" geht dahin, dass wir dieses Material für den Erhalt unseres eigenen Lebens benötigen. Und auch dieser Gedanke ist vielen Menschen fremd oder verloren gegangen. In der Regel isst man heute irgendetwas, weil man Hunger oder auch nur Appetit auf etwas hat, aber nicht um dem Körper das zuzuführen, was er für den Stoffwechsel dringend braucht!

Da der Zellstoffwechsel viel komplizierter und dennoch effektiver abläuft als die Produktion in einer Fabrik, kann die Zelle in der Regel vorübergehende Defizite in der Zufuhr ausgleichen. Auf Dauer geht dies jedoch nicht. Dann wird die Funktion der Zelle beeinträchtigt und natürlich auch die des jeweiligen Organs, zu dem diese Zelle gehört. Der Körper wird krank!

Dieses Prinzip gilt allerdings nicht nur für Material, das wir mit der Nahrung aufnehmen müssen, sondern auch für Substanzen, die der Körper selbst herstellt. Und damit sind wir endlich beim Thema dieses Buches angelangt: bei Vitamin D – dem Sonnenhormon!

Vitamin D wird zusammen mit den Vitaminen A, E und K zu den fettlöslichen Vitaminen gezählt. Es zeigt jedoch aufgrund vieler neuer Erkenntnisse über seinen Ursprung, seine Herstellung und seine Funktionen auch eine chemische Verwandtschaft mit anderen bekannten Hormonen des Körpers wie den Sexualhormonen Östradiol und Testosteron oder den Schilddrüsenhormonen. Auch diese Hormone steuern ja bekanntlich eine ganze Reihe von Funktionen in unserem Körper.

Bis in die 1970er Jahre hinein wurde Vitamin D nahezu ausschließlich mit dem Knochenstoffwechsel und hier insbesondere mit der Rachitis von Kindern in Verbindung gebracht. Mit dem Nachweis der aktiven Form von Vitamin D, dem Calcitriol, begann die Suche nach den exakten Wirkungsmechanismen. Bald darauf führten diese Arbeiten dann zur Entdeckung der Vitamin-D-Rezeptoren (VDR) in den Zellen.

Diese Rezeptoren sind unter anderem in den Zellwänden vorhanden und wirken dort wie ein Sicherheitsschloss, das sich nur mit einem bestimmten Schlüssel öffnen lässt. Vitamin D ist ein solcher Schlüssel. Die Zellen verfügen über eine ganze Reihe von Rezeptoren für sehr unterschiedliche Substanzen, sowohl in den Wänden als auch innerhalb der Zelle selbst.

Die Sensation war jedoch perfekt, als die Rezeptoren für Vitamin D nicht nur in den bekanntlich am Knochenstoffwechsel beteiligten Organen (Knochen, Darm und Niere), sondern auch in vielen anderen Organen gefunden wurden. Die Vermutung, dass die aktive Form des

Sonnenhormons, das Calcitriol, auch in diesen Zellen durch Umwandlung einer Vorstufe entsteht und eine Wirkung hat, wurde in den folgenden Jahren durch zahlreiche wissenschaftliche Untersuchungen belegt.

Die detaillierte Darstellung des hochkomplizierten Vitamin-D-Stoffwechsels in den Zellen sprengt den Rahmen dieses kleinen Buches aber bei Weitem! Es ist jedoch unser Ziel, die außerordentliche Bedeutung von Vitamin D für die Gesundheit der Menschen und insbesondere seine Rolle beim Krebsgeschehen allgemeinverständlich zu dokumentieren.

Dazu gehört auch darzustellen, weshalb es zu einem Mangel an Vitamin D kommen kann. Daher wollen wir die Grundzüge der Produktion von Vitamin D hier kurz erläutern. Die chemische Formel der für uns am interessantesten Vorstufe des aktiven Hormons haben wir bereits vorgestellt (**Abbildung 4**).

Die in der Leber aus Cholesterin gebildete erste Vorstufe (Provitamin D) wird – an einen Eiweißkörper gebunden – mit dem Blutkreislauf in die Haut transportiert. Dort entsteht unter der Einwirkung des ultravioletten Anteils der Sonnenstrahlen (UV-B mit 280 bis 320 nm Wellenlänge) eine weitere Vorstufe des Vitamins D, das Cholecalciferol, das mit dem gleichen Transporteiweiß wieder zurück zur Leber transportiert wird. Diese bildet dann, sozusagen als Basis für den Vitamin-D-Stoffwechsel im gesamten Körper, das 25-Hydroxycholecalciferol (siehe **Abbildung 4**).

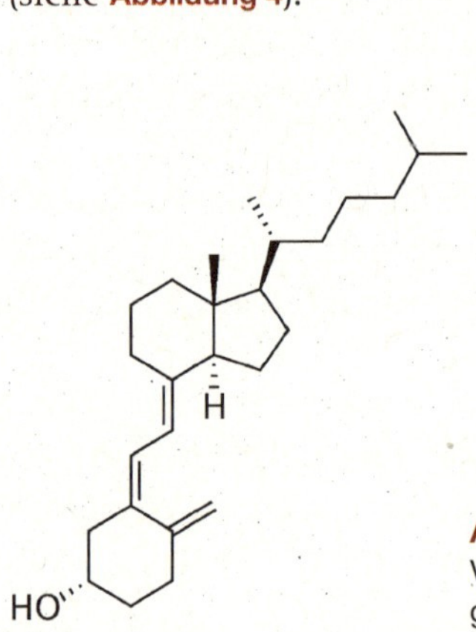

Abb. 4: Strukturformel von Vitamin D (25-OH Vitamin D 3 oder auch 25-Hydroxycholecalciferol genannt).

UNSER KÖRPER

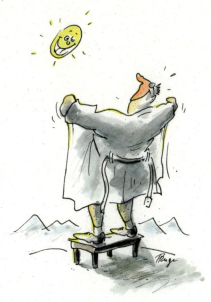

Abb. 5: Produktion von Vitamin D in der Haut mithilfe des Sonnenlichtes. (Zeichnung: Peter Ruge)

Wenn nicht ausdrücklich anders erwähnt, bezieht sich die Bezeichnung „Vitamin D" – nicht nur in diesem Buch – auf diese spezielle chemische Form (auch „25-OH Vitamin D3" genannt).

Auf die gleiche Weise wird das in der Regel nur in geringen Mengen aus der Nahrung aufgenommene Cholecalciferol in der Leber weiterverarbeitet und als 25-OH Vitamin D3 in das Blut abgegeben. Erst in den Zellen des Körpers entsteht dann die aktive Form des Vitamin D, das Calcitriol.

In den Zellen reagiert dieses Calcitriol mit den schon beschriebenen Vitamin-D-Rezeptoren (VDR), die dann auf verschiedenen Signalübertragungswegen in den Zellstoffwechsel eingreifen und dabei auch zahlreiche Gene steuern.

Der Vollständigkeit halber möchten wir noch erwähnen, dass nicht mehr benötigtes Calcitriol die Zellen nicht verlässt, sondern vor Ort durch ein Enzym inaktiviert und als kalzitroische Säure ausgeschieden wird. In **Tabelle 2** haben wir die Abläufe nochmals übersichtlich zusammengefasst.

Entstehung von Vitamin D (körpereigene Produktion)

Prävitamin D3	7-Dehydroxycholesterol (7-DHC) in der Leber.
Provitamin D3	In der Haut aus 7-Dehydroxycholesterol synthetisiert.
Cholecalciferol	Vitamin-D3-Synthese in der Haut aus Provitamin D3 unter der Einwirkung von UV-B-Licht.
Calcidiol	25-Hydroxycholecalciferol oder Calcifediol (25-OH D3). Entsteht in der Leber als erster Schritt der Konversion von Vitamin D3 in seine aktive Form.
Calcitriol	1,25-Dihydroxyvitamin D3 (1,25-(OH)2 D3. Die biologisch aktive Form des Vitamins D3. Diese zweite Hydroxylierung geschieht in den Zellen der Niere und vieler anderer Organe.

Anmerkung: In einigen Nahrungsmitteln wie Pilzen und in (vorwiegend amerikanischen) Nahrungsergänzungsmitteln findet sich Ergocalciferol oder Vitamin D2. Dies kann der Körper ebenfalls über eine Umwandlung in der Leber verwerten.

Tab. 2: Liste verschiedener Vorstufen und Formen von Vitamin D.

Die geschilderten Stoffwechselvorgänge unterliegen zusätzlich zahlreichen Steuerungsmechanismen im Körper, auf die wir hier ebenfalls nicht eingehen, da sie nur verwirren und zum Verständnis des eigentlichen Problems, des Vitamin-D-Mangels, nur wenig beitragen. Daher gehen wir zurück zur Bedeutung des Sonnenlichtes und des mit seiner Hilfe hergestellten Vitamins D für den Menschen.

Mittlerweile steht nicht mehr allein die Wirkung des Sonnenhormons am Knochen im Zentrum der Forschung, sondern die spektakuläre Bedeutung für das Immunsystem, die Tumor-Entstehung, die Erkrankungen des Herz-Kreislauf-Systems, des zentralen Nervensystems und zahlreicher weiterer Organsysteme. Diese Zusammenhänge möchten wir in den folgenden Kapiteln insbesondere für ausgewählte Tumor-Erkrankungen näher erläutern.

Zunächst müssen wir uns jedoch noch einem anderen Punkt widmen: Wie viel Vitamin D braucht der Mensch überhaupt und haben wir genug davon im Körper?

UNSER KÖRPER

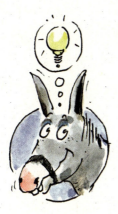

Was unser Eselchen in diesem Kapitel lernen konnte:
Unser Körper ist ein gigantischer Chemiekonzern, der neben zahlreichen Substanzen aus der Nahrung für die Funktionsfähigkeit seiner Zellen auch Vitamin D braucht. Dieses kann er im Rahmen eines komplizierten Verfahrens in mehreren Schritten selbst herstellen. An diesem Prozess ist außer der Haut und dem Sonnenlicht noch die Leber beteiligt.

TEIL I: WISSENSWERTES

WIE VIEL VITAMIN D BRAUCHT DER MENSCH?

Eigentlich ist unsere Haut in der Lage, mithilfe des Sonnenlichts genügend Vitamin D für den Körper herzustellen. Folgende Faktoren schränken jedoch diese Fähigkeit ein: Alter, Sonnenstand (Breitengrad des Wohn- oder Aufenthaltsortes), Hautfarbe und insbesondere unser Lebensstil. Und genau hier beginnt unser Problem. Weltweit ist es in den Industrieländern durch die Verstädterung (Urbanisierung) und die damit einhergehende Veränderung des Lebensstils zu einem Mangel an Vitamin D in den Bevölkerungen gekommen.

Näherungsweise lässt sich sagen, dass mindestens zwei Drittel aller Menschen, die in unseren nördlichen Breiten leben, vor allem in den Wintermonaten einen mehr oder minder ausgeprägten Vitamin-D-Mangel aufweisen. Selbst im sonnigen Florida und in Indien ist der Vitamin-D-Mangel inzwischen aktenkundig.

Nicht nur bei älteren Menschen erhöht sich dieser Anteil auf 90 bis 100 Prozent, insbesondere wenn sie in Heimen leben, sondern auch unsere Kinder sind in hohem Maße betroffen (**Abbildung 6**).

Schwangere Frauen und stillende Mütter sind besonders gefährdet, da sie nicht nur sich selbst, sondern zusätzlich auch ihr Kind mit Vita-

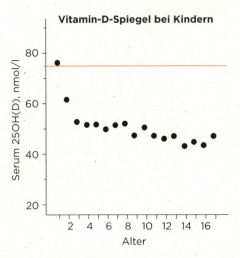

Abb. 6: Bis auf die Gruppe der Säuglinge, die für ein bis zwei Jahre zur Vorbeugung gegen Rachitis künstliches Vitamin D bekommen, weisen alle (in dieser Grafik männlichen) Kinder in Deutschland eine ungenügende Versorgung mit Vitamin D auf! (Zahlen aus Hintzpeter B. et al. in: Journal of Nutrition 2008; 138:1490)

min D versorgen müssen, was dann letztendlich zu einem Mangel bei beiden mit zahlreichen negativen Folgen für beide führen kann.

Ein ganz wesentlicher Risikofaktor für die Entstehung des Vitamin-D-Mangels ist – neben den eingangs bereits aufgezählten Faktoren – der großzügige Einsatz von Maßnahmen zum Sonnenschutz aufgrund der weit verbreiteten Angst vor einem bösartigen Hauttumor. Dabei ist es für den Effekt gleichgültig, ob dieser Sonnenschutz durch verhüllende Kleidung, Sonnenschutzcreme oder UV-B-Filter auf Fensterscheiben erzeugt wird.

Zur angemessenen Versorgung der Körperzellen ist ein Vitamin-D-Spiegel im Blut von 30 bis 100 ng/ml angezeigt (wie man der **Abbildung 7** entnehmen kann, gibt es eine zweite Maßeinheit für Vitamin D: nmol/l. Mithilfe eines Umrechnungsfaktors von 2,5 lassen sich die Werte von ng/ml in nmol/l umrechnen). Dies ist deutlich mehr, als wir bis vor wenigen Jahren angenommen haben. Unterhalb von 30 ng/ml

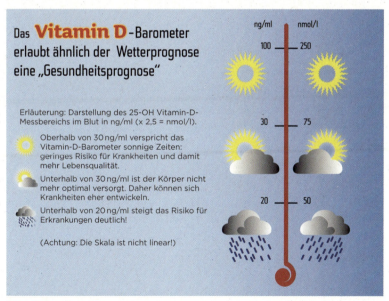

Abb. 7: Das von Autor Jörg Spitz entwickelte Vitamin-D-Barometer erlaubt – ähnlich dem Wetterbarometer – eine Gesundheitsprognose. Zur Erleichterung der Orientierung wird der Vitamin-D-Spiegel sowohl in ng/ml (auf der linken Seite) als auch in nmol/l (rechte Seite der Skala) angegeben. (Schaubild: mip-spitz-gbr)

beginnt bereits ein Mangelbereich, der mittel- bis langfristig zu den geschilderten chronischen Krankheiten führen kann (siehe **Abbildung 7**).

Um diesen zuvor genannten Spiegel über 30 ng/ml zu erreichen, benötigt man täglich etwa 4.000 IE Vitamin D, die man entweder in der Haut mithilfe von UV-Strahlen selbst produzieren oder als künstlich hergestelltes Präparat ergänzen muss.

Falls stillende Mütter nicht täglich etwa 6.000 IE Vitamin D zuführen, benötigen die so ernährten Säuglinge zusätzlich 400 bis 800 IE täglich. Kinder und Jugendliche, die sich nicht genügend im Freien aufhalten, benötigen 1.000 bis 2.000 IE täglich, je nach Körpergewicht. Wer sich über die Eigenproduktion nicht klar ist und individuell Vitamin D ergänzen möchte, sollte seinen Vitamin-D-Spiegel im Blut als Berechnungsbasis bestimmen lassen. Wie ein jeder dann persönlich eventuelle Defizite in seinem Vitamin-D-Spiegel ausgleichen kann, werden wir später in einem eigenen Kapitel erläutern: „Und woher bekomme ich nun genügend Vitamin D?"

Gemessen an den positiven Effekten sind die Risiken einer gesteigerten Vitamin-D-Zufuhr für den Körper minimal und bei korrekter Vorgehensweise zu vernachlässigen. Umfangreiche Untersuchungen bestätigen, dass selbst deutlich höhere Dosierungen als die vorstehend beschriebenen zu keinen Nebenwirkungen führen (siehe auch **Abbildung 8**).

Der bisherige obere Grenzwert für die tägliche Aufnahme (2.000 IE/Tag) ist daher als überholt anzusehen und bedarf der Korrektur durch die zuständigen wissenschaftlichen Gremien.

Es gibt auch bereits Zahlen, welche Konsequenzen sich durch eine regelmäßige Gabe von Vitamin D nicht nur in Bezug auf die Gesundheit, sondern auch auf die finanzielle Situation des Gesundheitswesens ergeben würden.

William B. Grant hat berechnet, dass in den USA eine Steigerung des Vitamin-D-Spiegels der Bevölkerung um 10 bis 20 ng/ml Kosten in Höhe von 10 Milliarden US-Dollar verursachen würde. Diesen Kosten stehen Einsparungen in Höhe von 181 Milliarden US-Dollar und eine Reduktion an Todesfällen um 14 Prozent (358.000 Personen) gegenüber! Im Finanzjargon bedeutet dies einen beispiellosen „return on invest" (ROI) von 18 : 1!

WIE VIEL VITAMIN D BRAUCHT DER MENSCH?

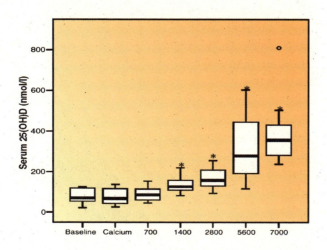

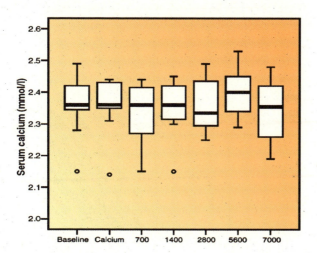

Abb. 8: Diese beiden Abbildungen zeigen, was geschieht und was nicht geschieht, wenn man Versuchspersonen immer mehr Vitamin D verabreicht: Die Gaben in steigender Dosierung bis zu 40.000 IE pro Tag (entsprechend 7.000 Mikrogramm/ Woche in der Abbildung) führen zwar zu steigenden Vitamin-D-Spiegeln im Blut (oberes Bild), jedoch nicht zu der von einigen Wissenschaftlern befürchteten Erhöhung des Kalziumspiegels im Blut (unteres Bild)! Diese Sorge war entstanden, da Vitamin D unter anderem für die Versorgung der Knochen über das Blut mit Kalzium zuständig ist. (Schaubild aus Kimball S. M. et al. in: American Journal of Clinical Nutrition 2007; 86:645)

Die Bezeichnung „Katastrophe" im Zusammenhang mit dem Vitamin-D-Mangel ist somit sicherlich nicht übertrieben. Und dennoch ist sie nur ein Teil der noch viel größeren Gesundheitskatastrophe, über die wir später ebenfalls noch sprechen werden!

Zunächst werden wir jedoch noch über die Forschungen berichten, denen wir die ersten Erkenntnisse zum Thema „Sonne und Krebs" verdanken. Es geht dabei um die Zuordnung bestimmter Krankheiten zu einzelnen Ländern oder geografischen Besonderheiten bei der Verteilung der Krankheiten auf dieser Welt. Autor William B. Grant ist an diesen Forschungen seit vielen Jahren federführend beteiligt.

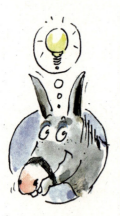

Was unser Eselchen in diesem Kapitel lernen konnte:
Für einen ausreichenden Vitamin-D-Spiegel (> 30 ng/ml) wird eine tägliche Zufuhr von mindestens 4.000 IE benötigt. Stillende Mütter benötigen gar 6.000 IE/Tag. Für Kinder gilt: 1.000 IE jeweils pro 11 kg Körpergewicht. Je nach Land oder Bevölkerungsgruppe haben weltweit bis zu 90 Prozent der Menschen nicht genügend Vitamin D! Der wesentliche Risikofaktor für einen Vitamin-D-Mangel ist unser Lebensstil.

TEIL II

KREBS – UND DIE BEDEUTUNG DES SONNENHORMONS

DAS WELTWEITE VORKOMMEN VON KREBS-ERKRANKUNGEN IN ABHÄNGIGKEIT VOM WOHNORT DER MENSCHEN

Gleichzeitig und dennoch völlig unabhängig von den in den vorangegangenen Kapiteln beschriebenen Erkenntnissen über die Eigenschaften von Vitamin D kam es zu Forschungen über die unterschiedliche regionale Verbreitung von bestimmten Krankheiten.

Es ist bekannt, dass es in den unterschiedlichen Ländern dieser Welt auch unterschiedliche Erkrankungen gibt. Als Ursache kommen zahlreiche Faktoren in Betracht. Eines der bekanntesten Beispiele ist die Malaria. Sie wird in Abhängigkeit von der Verbreitung einer bestimmten Mückenart in den tropischen Ländern auf den Menschen übertragen.

In Australien besteht die Gefahr, von besonders giftigen Schlangen gebissen zu werden, und in Japan gibt es vermehrt Magenkrebs, vermutlich, weil man dort sehr salzig isst. Bestimmte Risiken sind also mit bestimmten Ländern verbunden. Bereits im Jahr 1915 erschien eine erste Arbeit über die Abhängigkeit der Sterberate durch bösartige Tumore vom Breitengrad (siehe **Tabelle 3**).

Im Jahr 1980 wurde diese Beobachtung von den Gebrüdern Cedric und Frank Garland in den USA wieder aufgegriffen und erweitert. Fazit: Die Entstehung von bösartigen Darmtumoren ist abhängig vom Breitengrad des Wohnortes und damit von der Sonneneinstrahlung!

Basis für diese Überlegungen waren Beobachtungen in den USA, die vom 49. bis zum 24. Breitengrad reichen (siehe **Abbildung 9**).

In den nördlichen Landesteilen liegt die Krebshäufigkeit deutlich höher als im Süden. Dies gilt zusätzlich auch für den Osten im Vergleich zum Westen. Bei gleichem Breitengrad liegen die östlichen Anteile Amerikas in Bezug zum Meeresspiegel deutlich niedriger als die Gegend der Rocky Mountains im Westen. Und bekanntlich nimmt die

TEIL II: KREBS – UND DIE BEDEUTUNG DES SONNENHORMONS

Krebssterblichkeit in verschiedenen Städten zwischen 1908 und 1912

Anzahl der Orte	Breitengrad	Todesfälle durch Krebs	Anzahl/100.000 Einwohner
35	60N – 50N	119.374	105,7
48	50N – 40N	121.216	92,4
24	40N – 30N	37.451	78,1
7	30N – 10N	5.696	42,3
4	10N – 10S	1.056	40,9
7	10S – 30S	3.040	37,7
5	30S – 40S	11.048	89,8

Tab. 3: Krebssterblichkeit in beiden Hemisphären der Welt in Abhängigkeit vom Breitengrad des Ortes. (Modifiziert nach Hofmann F. L.: The mortality throughout the world, Prudential Press 1915)

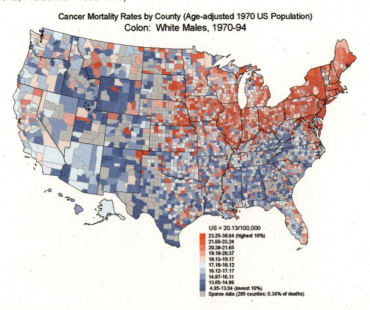

Abb. 9: Unterschiedliche Verteilung der Sterbefälle durch einen bösartigen Tumor des Dickdarms (Farbskala) in den einzelnen Teilen der USA. Weitere Einzelheiten im Kapitel „Bösartige Tumore des Dickdarms". (Schaubild aus Devesa S. S. et al.: Atlas of cancer mortality in the United States, 1950–94. Washington, DC: US Govt Print Off 1999 [NIH Publ No. (NIH) 99-4564])

Sonnenintensität nicht nur zu, je weiter wir nach Süden in Richtung Äquator kommen, sondern auch, je höher wir auf einen Berg steigen.

Diese regionalen Unterschiede bleiben auch bestehen, wenn bei der Berechnung andere Krebs erregende Faktoren wie Rauchen, Alkohol, Luftverschmutzung und ähnliche berücksichtigt worden. Diese Einzelbeobachtungen wurden in der Folgezeit durch weitere Veröffentlichungen zu anderen Krebsarten ergänzt, die sämtlich eine Abhängigkeit vom Sonnenlicht zeigten: bösartige Tumore der weiblichen Brust, des Dickdarms, der Eierstöcke, der Prostata und des Enddarms.

1999 erschien gar ein ganzer Atlas über die Krebshäufigkeit und Sterblichkeit in den USA, der erkennen ließ, dass noch eine ganze Reihe weiterer Tumore in ihrer Verteilung geografische Besonderheiten aufweisen. Bereits zu diesem Zeitpunkt, nämlich vor mehr als zehn Jahren, begann William B. Grant, sich für dieses Thema zu interessieren. Er arbeitete seinerzeit bei der NASA und hatte dort Zugang zu Kartenmaterial der USA, in dem die Intensität der UV-Strahlung am Boden dokumentiert war (siehe **Abbildung 10**).

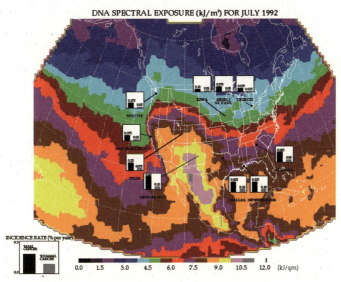

Abb. 10: Intensität der UV-Strahlung (kJ/qm) im Juli 1992 und Häufigkeit des weißen Hautkrebses (siehe Kapitel „Bösartige Tumore der Haut") in Abhängigkeit vom Ort der Messung in den USA. (Schaubild aus der NASA-Webseite http://toms.gsfc.nasa.gov/ery_uv/dna_exp.gif)

Wie bereits erläutert, ist die Bildung von Vitamin D in der Haut von dieser UV-B-Strahlung abhängig. Mehr UV-B-Einwirkung führt zu einem höheren Vitamin-D-Spiegel im Körper und dies wiederum verringert das Risiko, eine Krebs-Erkrankung zu entwickeln – das zentrale Thema dieses Buches, das wir in den nächsten Kapiteln genauer belegen werden.

Dabei konnte William B. Grant dies nicht nur für die bereits bekannten fünf Krebsarten zeigen, sondern insgesamt für 18 verschiedene Krebslokalisationen im Körper. Bald folgten weitere Studien vor allem aus Europa, aber auch aus Asien und Australien. So fand Grant bei seinen Untersuchungen von 48 Provinzen in Spanien, dass dort die Häufigkeit von 17 Krebsarten ebenfalls von der Intensität der UV-Strahlung abhängt.

Aber auch für andere Teile der Welt wurde dieser Zusammenhang mit der Sonneneinstrahlung dokumentiert. So zeigt **Abbildung 11** am Beispiel der Nierenkarzinome die weltweite Häufigkeit in Abhängigkeit vom Breitengrad des jeweiligen Landes.

Die anfänglichen Publikationen wurden allerdings besonders dahingehend kritisiert, dass auch zahlreiche andere Faktoren wie Tabakkonsum oder Ernährungsgewohnheiten bekannt sind, die ebenfalls die Krebs-Entstehung begünstigen. Daraufhin führte William B. Grant zusätzliche Berechnungen unter Berücksichtigung all dieser Faktoren durch. Die statistisch gesicherte Abhängigkeit der Tumor-Entstehung vom Sonnenlicht blieb bestehen und ist heute weltweit anerkannt.

Offensichtlich ist jedoch nicht nur die Tumor-Entstehung vom Sonnenlicht abhängig, sondern auch der weitere Verlauf der Erkrankung. Wurde die klinische Diagnose eines bösartigen Tumors im Sommer oder Herbst gestellt, überlebten die Patienten deutlich länger als bei einer Diagnosestellung im Winter oder Frühjahr. Diese für die Tumornachsorge wichtige Beobachtung werden wir in einem eigenen Kapitel näher erläutern.

Die Vielzahl solcher ökologischer Untersuchungen, also zum Verhältnis Mensch und Umwelt, hat die anfänglich noch großen Vorbehalte gegen die These einer UV-abhängen Verteilung der Krebs-Erkrankungen deutlich reduziert. Der Durchbruch kam jedoch mit der direkten Messung eines UV-Effektes in der Haut: mit der Bestimmung des Sonnenhormons im Blut als Ausdruck des Körpervorrates an Vitamin D. Über die Einzelheiten dazu werden wir in den speziellen Kapiteln zu den verschiedenen Krebsarten berichten.

Im nächsten Kapitel wollen wir jedoch zunächst einmal das Verständnis vermitteln, wie es grundsätzlich zur Tumor-Entstehung in unserem Körper kommen kann und warum Krebszellen keinen Sonnenschein mögen.

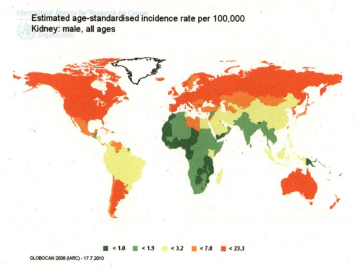

Abb. 11: Altersnormierte Häufigkeit von Nierenzellkarzinomen bei Männern in Abhängigkeit vom Breitengrad des Landes. Die Farbcodierung (Häufigkeit/100.000 Einwohner, rot > gelb/grün) zeigt deutlich das gehäufte Vorkommen des Tumors in den weiter nördlichen oder südlichen gelegenen Anteilen der Hemisphären. (Schaubild aus Ferlay J./Shin H.R./Bray F./Forman D./Mathers C./Parkin D.M.: GLOBOCAN 2008, Cancer Incidence and Mortality Worldwide: IARC CancerBase No. 10 [Internet]. Lyon, France: International Agency for Research on Cancer; 2010. Available from: http://globocan.iarc.fr)

TEIL II: KREBS – UND DIE BEDEUTUNG DES SONNENHORMONS

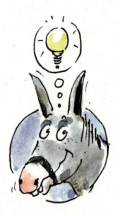

Was unser Eselchen in diesem Kapitel lernen konnte:
Die Häufigkeit zahlreicher Krebs-Erkrankungen in den verschiedenen Ländern der Welt ist abhängig von der Sonneneinstrahlung. Je mehr die Sonne in einem Land scheint, desto weniger Krebsfälle finden sich dort. Sowohl die Entstehung als auch der Verlauf der Erkrankung werden durch die Wirkung der UV-Strahlung des Sonnenlichtes positiv beeinflusst.

WARUM KREBSZELLEN KEINEN SONNENSCHEIN MÖGEN

Wer auch nur ein wenig mit den zahlreichen zusätzlichen Fähigkeiten von Vitamin D vertraut ist, wird uns fragen, warum wir ausgerechnet das Krebsgeschehen als Thema dieses Vitamin-D-Buches zur Beschreibung von Detailaspekten des Sonnenhormons gewählt haben. Denn die Herz-Kreislauf-Erkrankungen sind deutlich verbreiteter in der Bevölkerung der Industrienationen und gelten zudem als Killer Nummer 1!

Nun, wir hatten gleich drei gute Gründe für unsere Wahl. Zunächst einmal existieren weltweit für Krebs-Erkrankungen die meisten Forschungsberichte zu Vitamin D. Darüber hinaus sind dessen positive Eigenschaften in Bezug auf Karzinome noch eindrucksvoller als bei Herz-Kreislauf-Erkrankungen.

Der wichtigste Grund liegt jedoch in dem übergroßen Defizit an positiven Informationen, das die vom Krebsgeschehen betroffenen Menschen haben. Hier wollen wir gezielt aufklären und helfen! Der Krebs-Erkrankung haftet nach wie vor der Geruch des Schicksalhaften an. Krebs gilt als heimtückisch und die Diagnose wird unmittelbar als Lebensbedrohung empfunden, obwohl – wie bereits erwähnt – doppelt so viele Menschen an einer Herz-Kreislauf-Erkrankung sterben wie an einer Krebs-Erkrankung! Ein Grund könnte darin zu sehen sein, dass die Herz-Kreislauf-Erkrankungen häufig langwieriger verlaufen und erst später zum Tode führen.

Die Patienten fühlen sich dem Geschehen im Körper (und auch der medizinischen Behandlung) ohnmächtig ausgeliefert. Viele Betroffene reden daher auch im Bekanntenkreis ungern über ihre Krebs-Erkrankung. Dies ist bei Herzerkrankungen deutlich anders! Die „Managerkrankheit" hat einen festen Platz im Bewusstsein der Menschen und wird als „händelbares Übel" unserer Gesellschaft empfunden (siehe **Abbildung 12**).

Autor Jörg Spitz hat in seinen langen ärztlichen Berufsjahren Tausende von Krebskranken betreut und sich dabei immer wieder gefragt, warum die einen nach Jahren noch regelmäßig quicklebendig zur Kontrolluntersuchung erschienen, während die anderen zwischenzeitlich bereits in dem berüchtigten „schwarzen Rahmen mit Kreuz" in

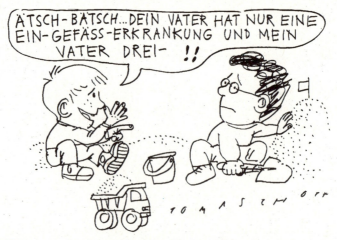

Abb. 12: Vertrauter Umgang mit den Herz-Kreiskauf-Erkrankungen. (Zeichnung: Dr. Jan Tomaschoff)

der Zeitung erschienen waren. Und das bei gleicher Krebsart, gleicher Feingewebsdiagnose, gleichem Alter und gleichem Operateur! Heimtückischer, fataler Krebs! Ein Schicksalsschlag, der einen ohnmächtig-verzweifelten Patienten hinterlässt.

Genau das war der Anlass, dieses Buch zu schreiben: das weit verbreitete Vorurteil von der schicksalhaften Krankheit auszuräumen und aufzuzeigen, welche Möglichkeiten die Natur unserem Körper gegeben hat, den Krebs zu besiegen! Unser Buch bietet somit Hilfe zur Selbsthilfe!

Mit dieser Aussage sollen nicht die therapeutischen Ansätze der Schulmedizin in Frage gestellt werden. Es gilt vielmehr, im Kampf gegen den Krebs auf zusätzliche Möglichkeiten und Eigenschaften des Körpers hinzuweisen, die ganz entscheidend zur Heilung beitragen können.

Ein erster Schritt, die empfundene Ohnmacht zu überwinden und damit handlungsfähig zu werden, ist die bewusste Beschäftigung mit dem Krebsgeschehen selbst. So ist es zum Beispiel im Sport allgemein üblich, sich intensiv mit den Eigenschaften seines Gegners auseinanderzusetzen, wenn man ihn besiegen will. Je besser man sein Verhalten kennt, umso besser kann man darauf reagieren oder gar verhindern, dass er bestimmte Tricks anwendet.

Dies gilt auch für den „Gegner Krebs" im eigenen Körper! Dabei ist es wichtig, sich klarzumachen, dass das Krebsgewebe – gleichgültig, wie zerstörerisch es sich gegenüber dem gesunden Gewebe verhält – immer noch körpereigenes Gewebe darstellt. Es hat „nur" einige der eigentlich verbindlichen, anerkannten Verhaltensregeln des Körpers scheinbar vergessen und wirkt dadurch lebensgefährdend.

Daher ist es manchmal so schwierig, diesem Gewebe gezielt mit Chemo- oder Strahlentherapie zu Leibe zu rücken, ohne das gesunde Gewebe im Umfeld (Strahlentherapie) oder den gesamten Körper (Chemotherapie) zusätzlich zu schädigen. Grund genug, nach anderen Möglichkeiten Ausschau zu halten, dem Krebsgeschehen Einhalt zu gebieten.

Ebenfalls wichtig ist das Bewusstsein, dass der Krebs nicht plötzlich entstanden ist. Er wird nur plötzlich bemerkt, wenn er so groß geworden ist, dass er lokal als Gewebegeschwulst auffällt oder beginnt, andere Symptome zu verursachen.

Die Experten sind sich einig, dass die Entstehung einer Krebsgeschwulst in aller Regel über zahlreiche Stufen und einen längeren Zeitraum erfolgt. Und praktisch in allen Stadien hat der Körper die Möglichkeit, in diesen Prozess einzugreifen, wenn, ja wenn seine Abwehrkräfte intakt sind!

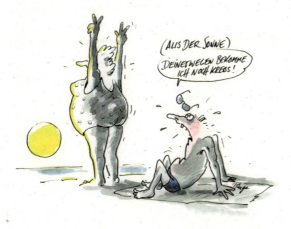

Abb. 13: Vitamin-D-Mangel und Krebs-Entstehung. (Zeichnung: Peter Ruge)

Dies ist jedoch heute bei vielen Menschen nicht mehr der Fall. Sie haben – meist unbewusst – durch einen falschen Lebensstil dem Körper nicht mehr all das zur Verfügung gestellt, was er benötigt, damit seine Zellen korrekt arbeiten können. Betroffen von diesem Geschehen sind natürlich alle Zellen im Körper. Besonders krass machen sich die Mängel jedoch in unserem Immunsystem bemerkbar, das von zahlreichen Botenstoffen gesteuert wird.

Dieser Hinweis auf die ursächliche Beteiligung des Lebensstils an der Krebs-Entstehung soll keine Schuldzuweisung an die Betroffenen darstellen. Denn der größte Teil unseres Lebensstils wird nicht frei von jedem Einzelnen, sondern bei genauer Betrachtung überwiegend von der Gesellschaft bestimmt, in der er lebt. Einzelheiten zu diesem wichtigen Thema werden wir im dritten Teil des Buches erläutern.

Doch nun zur Krebs-Entstehung selbst. Hier ist die Wissenschaft weit davon entfernt, alle Einzelheiten zu kennen und zu überblicken. Daher gibt es auch recht unterschiedliche Theorien zur Entstehung. Diese im Einzelnen darzustellen und gegeneinander abzuwägen, sprengt den Rahmen dieses Büchleins bei Weitem!

Die Mehrheit der Theorien beinhaltet die Vorstellung, dass durch verschiedene Faktoren (chemische Giftstoffe, Strahlung, freie Radikale und andere) eine Veränderung der Erbsubstanz in der Zelle bewirkt wird. Diese führt zunächst zu einem veränderten Zellstoffwechsel, dann zu unkontrolliertem lokalem Wachstum (Tumor-Entstehung) und später zur Ausbreitung des Krebses im Körper (Metastasierung).

Wir möchten an dieser Stelle kurz ein neues Modell der Krebs-Entstehung erläutern, das 2007 von Professor Cedric Garland, einem der führenden Vitamin-D-Forscher in Amerika, und William B. Grant vorgestellt wurde. Es beruht auf sieben Stufen in der Entwicklung bösartiger Tumore. Die Aneinanderreihung der Bezeichnungen der einzelnen Stufen dieses neuen Modells ergibt den Namen „DINOMIT". Der Name erinnert vielleicht nicht nur zufällig an das hochexplosive Dynamit des Nobelpreisverleihers! Es könnte in der Tat Sprengstoff für die bisherigen Theorien der Krebs-Entstehung bedeuten.

Das Besondere daran ist, dass für jede Stufe eine andere Wirkung von Vitamin D auf die Tumor-Entwicklung beschrieben wird (siehe **Abbildung 14**). Die Skala reicht vom Schutz des Zellverbundes über die

WARUM KREBSZELLEN KEINEN SONNENSCHEIN MÖGEN

A

Phase	Diagramm	Prozess	Aktion von Vitamin D
Vitamin D regelrecht, Speicher aufgefüllt	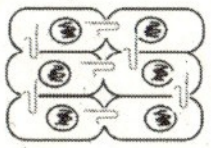	Verbindungen und Kommunikation zwischen den Zellen intakt, Wachstumshemmung bei Kontakt aktiv, geringe Zellteilungsrate, normale Steuerung der Apoptose	Vitamin-D-Spiegel zwischen 40–60 ng/ml; die links stehenden Prozesse werden durch lokale Biosynthese von 1,25-OH-Vitamin D aufrechterhalten
1. Trennung Bedingt durch niedrige Vitamin-D- und Kalziumspiegel	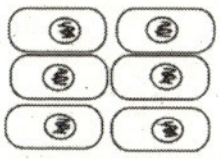	Die Zellen rücken leicht auseinander; Zellverbindungen, Kommunikation und Wachstumshemmung bei Kontakt sind reduziert	Förderung der Zellverbindungen
2. Beginn	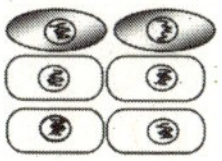	Auftreten von Störungen in der DNA oder der epigenetischen Steuerung, wodurch die Teilungsrate von Epithelzellen gesteigert wird	Förderung der Zellverbindungen und der Wachstumshemmung bei Kontakt, Absenkung der Teilungsrate
3. Natürliche Selektion	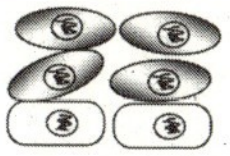	Rasche Teilung und aggressive Vermehrung dieser Zellen überwiegen; ein 2% schnelleres Wachstum wird nach 9.000 Teilungen den lokalen Gewebsbereich ausfüllen	Verhindert die Teilung reifer Zellen, reduziert damit die Chance der natürlichen Selektion für den Stamm der sich rasch vermehrenden Zellen
4. Überwucherung, Durchdringen der Basalmembran	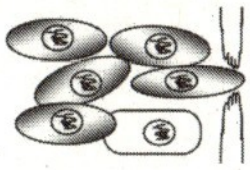	Rasch vermehrende Zellen konkurrieren in der Versorgung mit Nahrung und Blut; die Basalmembran wird aufgelöst und durchdrungen	Baut die Verbindung zwischen den Zellen und die Wachstumshemmung bei Kontakt wieder auf

B

Phase	Diagramm	Prozess	Aktion von Vitamin D
4. Überwucherung, Einwachsen ins Bindegewebe	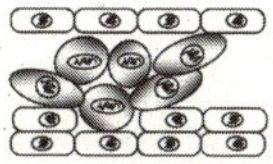	Einwachsen in das Bindegewebe	Wiederherstellung der Verbindungen zwischen den Krebszellen
4. Überwucherung, Einbruch in die Lymphgefäße	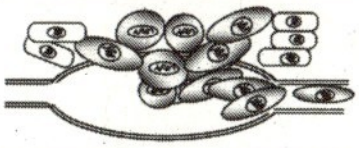	Wachstum und Wanderung in den Lymphgefäßen zur Lunge, Leber und Gehirn	Wiederherstellung der Zellverbindungen, Verhinderung des Wachstums und des Einbruchs in die Lymphgefäße
5. Metastasierung	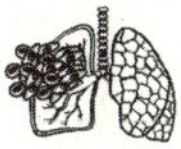	Absiedlung von bösartigen Zellen in anderen Organen	Falls VDR noch vorhanden sind, Wiederherstellung der Zellverbindungen, Reduktion der Wachstumsrate, Reaktivierung der Wachstumshemmung bei Kontakt
6. Involution Wachstumsstillstand	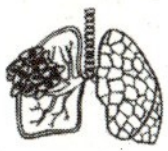	Anstieg des Vitamin-D-Spiegels auf sommerliche Werte verlangsamt oder stoppt das Wachstum der bösartigen Zellen	Wiederherstellung der Zellverbindungen und Reaktivierung der Wachstumshemmung bei Kontakt, Reduzierung der Wachstumsrate
7. Umwandlung	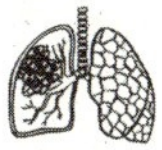	Vorübergehende Umwandlung in einen Ruhezustand	Die Aufrechterhaltung adäquater Vitamin-D-Werte im Blut würde die Umwandlung in einen Ruhezustand unterstützen. Niedrige Werte würden das Wachstum der Metastasen und ihre Streuung erlauben.

Abb. 14: Das DINOMIT-Modell der Krebs-Entstehung zeigt deutlich den potenziell positiven Effekt von Vitamin D in allen Stadien der Tumor-Entwicklung. (Modifiziert/Übersetzt nach Garland C. F. et al. in: Ann. Epidemiol. 2009; 19:468)

Behinderung eines übermäßigen Zellwachstums und einer übermäßigen Zellvermehrung bis hin zur Hemmung von Gefäß-Neubildungen und zum vermehrten Absterben von entarteten Zellen.

Das Modell verdeutlicht daher sehr eindrucksvoll, warum Vitamin D diesen umfangreichen Effekt auf das Tumorgeschehen hat, den wir in den nachfolgenden Kapiteln ausführlich für einzelne bösartige Tumore darstellen werden.

Zuvor möchten wir hier jedoch noch eine andere Eigenschaft der Krebszellen besprechen, deren Kenntnis für unsere Leser ebenfalls bedeutsam ist! Krebszellen mögen zwar keinen Sonnenschein, sind dafür aber zuckerhungrig! Der Zuckerstoffwechsel spielt eine wichtige, den meisten Menschen jedoch nicht bekannte Rolle beim Krebsgeschehen in unserem Körper.

Bereits im letzten Jahrhundert hat der Nobelpreisträger Professor Otto H. Warburg darauf hingewiesen, dass Krebszellen den Zucker nicht verbrennen, sondern vergären. Er konnte die Zusammenhänge im Einzelnen jedoch noch nicht erklären. Dem Wissenschaftler Dr. Johannes F. Coy war es daher vorbehalten, vor wenigen Jahren im Rahmen seiner Tätigkeit am Deutschen Krebsforschungszentrum in Heidelberg das Gen zu entdecken, das für die Veränderung des Zuckerstoffwechsels in der Krebszelle verantwortlich ist.

Auf die komplizierten biochemischen Details können wir zwar nicht eingehen. Sie lassen sich jedoch gut verständlich in dem Buch nachlesen, das Dr. Coy inzwischen veröffentlicht hat (siehe Literaturliste in Anhang III). Entscheidend ist dabei, dass die Krebszellen ihre Energie nahezu ausschließlich aus diesem veränderten Zuckerstoffwechsel beziehen. Hierbei vergären Krebszellen Zucker zu Milchsäure, obwohl Sauerstoff für eine Verbrennung des Zuckers vorhanden ist (Warburg-Effekt).

Angesichts des enormen Konsums von Zucker (siehe **Abbildung 15**) und kohlehydrathaltigen Produkten (Stärke = Zucker!) in den Industrienationen ist es makaber, aber nicht verwunderlich, dass wir mit diesem ganz und gar nicht artgerechten Essverhalten nicht nur unsere Zähne ruinieren und die Entstehung von Diabetes fördern, sondern auch noch den Krebs in unserem Körper regelrecht füttern. Das mag für manch einen unserer Leser kaum glaubhaft erscheinen – aber es ist in der Tat so!

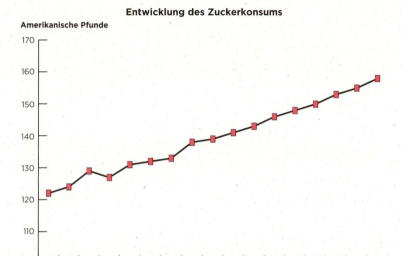

Abb. 15: Anstieg des Zuckerkonsums als Teil eines nicht mehr artgerechten Lebensstils der Menschen. Beispielhaft dargestellt ist die mehr als 30%-ige Zunahme des Zuckerverbrauchs pro Kopf und Jahr in den USA zwischen 1983 und 1999. (Modifiziert nach Center for Science in the Public Interest (CSPI), www.cspinet.org)

In diesem Zusammenhang bestätigt sich auch erneut die Bedeutung einer ganzheitlichen Betrachtung des Körpers. Mithilfe von ursprünglichen Bestandteilen einer artgerechten Ernährung (zum Beispiel Mikronährstoffen wie Antioxidantien) oder verschiedenen speziellen Fetten werden Teile des Stoffwechsels – darunter auch die Zuckervergärung – in den Krebszellen beeinflusst. Fehlen diese Substanzen (siehe Kapitel „Das Defizitsyndrom") und findet sich Zucker im Übermaß in unserem Körper, wird die Krebs-Entwicklung gefördert.

Schränken wir den Zuckerkonsum auf ein sinnvolles Maß ein und führen die erforderlichen Mikronährstoffe wieder gezielt zu, lässt sich zum Beispiel der Stoffwechsel in den Krebszellen so steuern, dass diese Zellen ihre Energie wieder durch Verbrennung gewinnen müssen und so der Tumor sich nicht weiter ausbreiten kann. Oder es kommt gar zu einer Sensibilisierung bis dahin resistenter Krebszellen für die Strahlen- und Chemotherapie!

TEIL II: KREBS – UND DIE BEDEUTUNG DES SONNENHORMONS

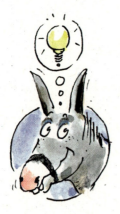

Was unser Eselchen in diesem Kapitel lernen konnte:
Die Entwicklung eines bösartigen Tumors im Körper hat vielfältige Ursachen, an denen der Lebensstil ganz wesentlich beteiligt ist. Es ist jedoch kein fatales Geschehen, das man einfach über sich ergehen lassen muss. Vielmehr bietet Vitamin D neben anderen Maßnahmen praktisch in jedem Tumorstadium eine Möglichkeit, den Verlauf positiv zu beeinflussen. Vitamin D kann somit eine wesentliche Rolle bei der Hilfe zur Selbsthilfe spielen.

BÖSARTIGE TUMORE DES DICKDARMS

Während des 29. Deutschen Krebskongresses 2010 in Berlin wurden aktuelle Zahlen zur Krebshäufigkeit in Deutschland vorgelegt. Sie bestätigen, dass Darmtumore weiterhin die häufigste bösartige Tumorform sind, die Frauen und Männer in ähnlichen Anteilen betreffen (siehe **Abbildung 16**). Die Häufigkeit ist bei Frauen geringfügig höher als bei Männern und hat bei beiden Geschlechtern ihren Gipfel zwischen dem 60. und 70. Lebensjahr.

Als Risikofaktoren galten bislang neben einer erblichen Veranlagung zur Polypenbildung eine ballaststoffarme und fettreiche Ernährung. Die fachlich korrekte Bezeichnung für diese Tumore als „kolorektale Karzinome" deutet darauf hin, dass sie überwiegend im Dickdarm vorkommen. Die Häufigkeit nimmt dabei von den oberen Dickdarmabschnitten (Kolon) in Richtung Enddarm (Rektum) zu.

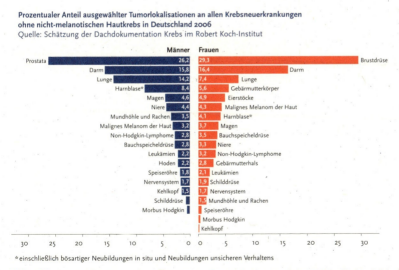

Abb. 16: Häufigkeit bösartiger Tumore in Deutschland im Jahr 2006. (Schaubild aus Robert Koch-Institut / Gesellschaft der epidemiologischen Krebsregister in Deutschland e.V.: Krebs in Deutschland 2005/2006 – Häufigkeiten und Trends, 7. Ausgabe 2010)

Die Mehrzahl der Karzinome entwickelt sich aus zunächst gutartigen Geschwulsten, die in Form von Dickdarmpolypen auftreten und später dann bösartig werden können.

Klinisch fallen die Dickdarmtumore durch sichtbares Blut im Stuhl, Verdauungsbeschwerden sowie Blutarmut und Gewichtsverlust in fortgeschrittenen Fällen auf. Zur weiteren Abklärung dienen üblicherweise die Untersuchung des Enddarms mit dem Finger und der Nachweis von nicht sichtbarem Blut in einer Stuhlprobe. Die höheren Darmabschnitte können mithilfe von Darmspiegelung, Röntgen-Kontrastmitteleinlauf, Sonografie, Computertomografie und Kernspintomografie untersucht werden.

Die Sicherung der Diagnose geschieht durch eine Gewebeprobe im Rahmen einer Darmspiegelung. Die Dickdarmkarzinome streuen ihre Metastasen erst relativ spät in die lokalen Lymphknoten oder über das Blut in die Leber und später auch in die Lunge. Entsprechend ist die Lebenserwartung bei einer Diagnosestellung im Frühstadium deutlich günstiger. Hier finden sich 5-Jahre-Überlebensraten von 85 bis 100 Prozent.

Die Therapie erfolgt abhängig vom Lokalisationsbefund und dem Tumorstadium durch die chirurgische Entfernung des betroffenen Darmabschnittes. Je nach Stadium können eine Bestrahlung vor und nach der Operation sowie eine Chemotherapie angezeigt sein.

Wegen der guten Prognose frühzeitig operierter Dickdarmkarzinome wurde vor wenigen Jahren die Darmspiegelung als „Koloskopie-Screening" zur Frühdiagnostik eingeführt. Obwohl die Kosten dieser relativ teuren diagnostischen Maßnahme von den Krankenkassen übernommen werden, ist die Beteiligung der Bevölkerung bislang hinter den Erwartungen zurückgeblieben.

Umso wichtiger ist daher die Erkenntnis, dass sich die Tumore des Dickdarms durch Vitamin D positiv beeinflussen lassen! Es ist sogar diejenige Tumorart, für die die wissenschaftlichen Belege der positiven Bedeutung von Vitamin D am besten dokumentiert sind!

Professor Cedric Garland, den wir bereits im vorigen Kapitel in anderem Zusammenhang genannt haben, hat bereits vor 30 Jahren (!) gemeinsam mit seinem Bruder Frank eine erste Arbeit über die bösartigen Darmtumore veröffentlicht. Darin weisen die Wissenschaftler zunächst einmal auf den Zusammenhang zwischen dem Breitengrad, also der Sonnenexposition der Menschen, und dem Auftreten von bösartigen Darmtumoren hin. Sodann wird Vitamin D auch als der für diesen Zusammenhang verantwortliche Faktor benannt.

Der Anlass für ihre Überlegungen war der damalige Krebsatlas der USA, der im Nordwesten im Vergleich zum Südosten des Landes eine deutlich erhöhte Sterblichkeit an Darmkrebs zeigte. **Abbildung 17** zeigt als Beispiel eine solche Landkarte der USA zu einem späteren Zeitpunkt. Gleichzeitig war den beiden Wissenschaftlern aufgefallen, dass im Südosten deutlich mehr Sonnenschein vorherrschte als im Nordwesten (siehe **Abbildung 10**). Da die Vitamin-D-Bildung einer der wesentlichsten Effekte der Sonnenstrahlen auf den Körper darstellt, lag es nahe, diese Faktoren in einer neuen Hypothese miteinander zu verknüpfen.

Seitdem sind zahlreiche weitere wissenschaftliche Arbeiten erschienen, die für zumindest 16 verschiedene Krebsarten einen positiven

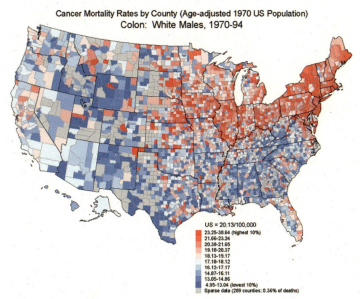

Abb. 17: Unterschiedliche Häufigkeit der Sterblichkeit durch bösartige Darmtumore in den einzelnen Staaten der USA. Die Sterblichkeit nimmt von Blau nach Rot zu und konzentriert sich in den nordöstlichen Abschnitten des Landes. (Schaubild aus Devesa S. S. et al.: Atlas of cancer mortality in the United States, 1950–94. Washington, DC: US Govt Print Off 1999 [NIH Publ No. (NIH) 99-4564])

Effekt der Sonnenstrahlen auf das Tumorgeschehen in folgenden Organen zeigen: Blase, Brustdrüse, Dickdarm, Gebärmutterschleimhaut, Speiseröhre, Gallenblase, Magen, Lunge, Eierstöcke, Bauchspeicheldrüse, Vorsteherdrüse, Enddarm, Niere und Schamlippen sowie bei den Hodgkin- und Non-Hodgkin-Lymphomen. Einige dieser Tumore und die zugehörigen Untersuchungsergebnisse werden wir in den nächsten Kapiteln noch eingehender besprechen.

Doch zunächst zurück zu den Dickdarmtumoren: Im März 2007 veröffentlichte Dr. Edward D. Gorham mit einem Team von weiteren amerikanischen Wissenschaftlern, zu denen auch William B. Grant gehörte, eine Meta-Analyse (gemeinsame Auswertung mehrerer wissenschaftlicher Arbeiten zu einem Thema) von fünf Studien über die Wirkung von Vitamin D auf die Entstehung von Dickdarmtumoren.

Um die Abhängigkeit der Häufigkeit der Tumore von den Vitamin-D-Vorräten im Körper zu zeigen, erfolgte die Auswertung der Ergebnisse dergestalt, dass die Vitamin-D-Spiegel im Blut in aufsteigenden Gruppen nach folgenden Werten sortiert wurden: 13, 30, 55, 86, 92 nmol/l. Bei der statistischen Auswertung ergab sich für die einzelnen Gruppen (in der gleichen Reihenfolge) ein stetiges Absinken des Risikofaktors mit steigendem Vitamin-D-Gehalt: 1,00; 0,80; 0,66; 0,59; 0,46 (siehe **Abbildung 18**).

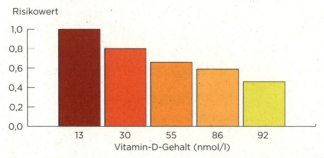

Abb. 18: Abhängigkeit des Darmkrebsrisikos vom Vitamin-D-Spiegel im Blut. Je höher der Spiegel des Sonnenhormons steigt, umso geringer wird die Wahrscheinlichkeit, einen bösartigen Darmtumor zu entwickeln. (Zahlen aus Gorham E. D. et al. in: American Journal of Preventive Medicine 2007; 32:216)

BÖSARTIGE TUMORE DES DICKDARMS

Der Vergleich der Gruppe mit dem höchsten Vitamin-D-Gehalt im Blut zur Gruppe mit dem niedrigsten Vitamin-D-Spiegel ergab somit eine Minderung des Risikos um 54 Prozent, an einem bösartigen Darmtumor zu erkranken.

Wenig später, nämlich im November 2007, stellte ein anderes Team von Wissenschaftlern um D. M. Freedman die Ergebnisse aus der amerikanischen NHANES-III-Studie in Amerika vor. Die hierzu veröffentlichten Daten beziehen sich auf die beachtliche Zahl von 16.800 erwachsenen Patienten in der Zeit von 1988 bis 2000.

Der Vergleich der Gruppe mit einem Vitamin-D-Spiegel > 80 nmol/l zu der Gruppe < 50 nmol/l ergab eine Reduktion des Risikos, einen bösartigen Darmtumor zu entwickeln, von 72 Prozent!

Aber nicht nur das Risiko zur Entwicklung eines bösartigen Darmtumors ist vom Vitamin-D-Spiegel abhängig, sondern auch die Wahrscheinlichkeit, nach der Entdeckung des Tumors an ihm zu versterben. Anders ausgedrückt: Bei gleichem Tumorstadium und identischen übrigen Bedingungen überleben Patienten mit einem normalen Vitamin-D-Spiegel länger als solche mit einem niedrigen Spiegel!

Dies zeigt auch eine Untersuchung der Arbeitsgruppe von Professor Edward Giovannucci aus Boston, die Mitte 2008 veröffentlicht wurde. Einzelheiten werden wir später ausführlicher zusammen mit weiteren Daten zur Tumornachsorge im Kapitel „Auch Metastasen mögen keinen Sonnenschein!" darstellen. Diese wichtige Aussage gilt nämlich auch für andere Tumorarten.

Speziell diese Eigenschaft von Vitamin D ist ferner einer der Gründe, warum wir eingangs gesagt haben, dass wir mit unserem Bericht über das Sonnenhormon dazu beitragen können, bei den Betroffenen das Gefühl der Ohnmacht abzubauen und eine andere Einstellung gegenüber dem Tumorgeschehen zu entwickeln: Hilfe zur Selbsthilfe!

Doch wieder zurück zum Tumorgeschehen selbst. Die ständig wachsende Zahl von wissenschaftlichen Untersuchungsergebnissen erlaubt immer weitergehende und präzisere Aussagen zur Wirkung von Vitamin D auf bösartige Tumore. So hat die Arbeitsgruppe der Brüder Garland im vergangenen Jahr für die USA berechnet, dass die Anhebung des Vitamin-D-Spiegels von 40 auf 60 ng/ml jedes Jahr etwa 49.000

TEIL II: KREBS – UND DIE BEDEUTUNG DES SONNENHORMONS

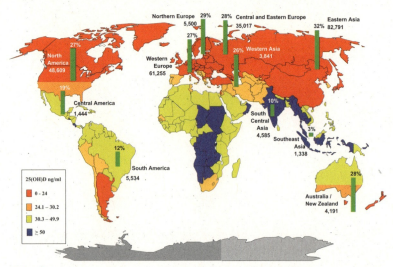

Abb. 19: Weltkarte, in der für verschiedene Länder ein geschätzter Vitamin-D-Spiegel (farbcodiert) eingetragen ist. Die grünen Säulen geben an, um wie viel Prozent die Zahl der jährlich in diesem Land neu auftretenden bösartigen Darmtumore verringert werden könnte, wenn der Vitamin-D-Spiegel durch die Gabe von 2.000 IE Vitamin D und – wenn möglich – eine mäßige und regelmäßige Sonneneinwirkung auf die Haut angehoben würde. (Abbildung aus Garland C. F. et al. in: Ann. Epidemiol. 2009; 19:472)

neue Fälle von bösartigen Darmkrebs und drei Viertel der Todesfälle durch diesen Tumor verhindern könnte.

Abbildung 19 zeigt eine Weltkarte, in der die möglichen Absenkungen der Tumorhäufigkeit durch Vitamin D in verschiedenen Ländern eingetragen sind. Wenn man diese Zahlen mit den Ergebnissen anderer medizinischer Maßnahmen vergleicht, wird deutlich, welch einen hervorragenden Einfluss ein ausreichend hoher Vitamin-D-Spiegel auf das Geschehen bei bösartigen Darmtumoren hat und was durch eine bessere Versorgung der Bevölkerung mit Vitamin D jeweils erreicht werden könnte!

Ein weiterer, wichtiger Aspekt lässt sich eindrucksvoll dokumentieren, wenn man die Ergebnisse der verschiedenen Studien in einer gemeinsamen Abbildung darstellt, wie William B. Grant es in einer aktuellen Veröffentlichung getan hat (siehe **Abbildung 20**): Das Auftreten von

BÖSARTIGE TUMORE DES DICKDARMS

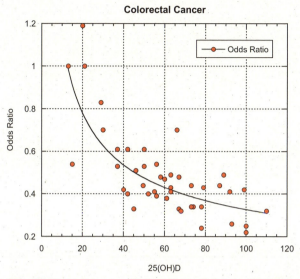

Abb. 20: Darstellung des Risikos (Odds Ratio), in Abhängigkeit vom Vitamin-D-Spiegel einen bösartigen Dickdarmtumor zu entwickeln. Die Daten wurden von William B. Grant aus zehn verschiedenen Veröffentlichungen zusammengestellt und zeigen, wie deutlich das Risiko für die bösartigen Darmtumore bei niedrigen Vitamin-D-Werten ansteigt. (Modifiziert nach William B. Grant)

bösartigen Dickdarmtumoren ist eindeutig abhängig von der Höhe des Vitamin-D-Spiegels im Blut: Je höher der Spiegel, desto niedriger wird das Risiko, einen solchen Tumor zu entwickeln.

Um den Eindruck, den dieses erste Kapitel über Vitamin D und Krebs bereits gemacht hat, nochmals zu verstärken, möchten wir an dieser Stelle eine Feststellung einfügen, die wir der Zusammenfassung am Ende des Tumorteils dieses Buches entnommen haben:

In allen Versuchslaboren der großen Pharmafirmen dieser Welt wird sich wohl auch zukünftig kaum ein Präparat finden, das auch nur annähernd die positiven Eigenschaften von Vitamin D in Bezug auf die Tumor-Entstehung und -Ausbreitung aufweist. Noch dazu nebenwirkungsfrei und praktisch kostenlos verfügbar! Von den übrigen positiven Eigenschaften des Sonnenhormons für unseren Körper, über die wir im dritten Teil des Buches noch berichten werden, ganz zu schweigen!

TEIL II: KREBS – UND DIE BEDEUTUNG DES SONNENHORMONS

Im nächsten Kapitel werden wir die aktuellen Daten von Vitamin D bei den bösartigen Tumoren der weiblichen Brust vorstellen, die den geschilderten Ergebnissen bei den Darmtumoren in diesem Kapitel in nichts nachstehen!

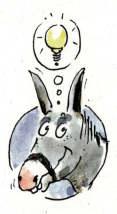

Was unser Eselchen in diesem Kapitel lernen konnte:
Bösartige Tumore des Dickdarms sind die häufigste Krebsart, von der Frauen und Männer gleichermaßen betroffen sind. Die Prognose ist ungünstig, wenn zu spät operiert wird.
Zahlreiche Studien zeigen, dass die Entstehung und der Verlauf bösartiger Dickdarmtumore durch Vitamin D in einem unerwartet hohen Maß positiv beeinflusst werden. In konkreten Zahlen bedeutet dies zum Beispiel für die USA in jedem Jahr die Verhinderung von etwa 49.000 neuen Fällen von bösartigem Dickdarmkrebs und drei Vierteln der Todesfälle durch diese Tumore.

BÖSARTIGE TUMORE DER WEIBLICHEN BRUST

Bei Frauen ist der Brustkrebs die häufigste Form eines bösartigen Tumors und die zweithäufigste Todesursache in Deutschland. Er tritt vorwiegend zwischen dem fünfundvierzigsten und siebzigsten Lebensjahr auf und zeigt sich klinisch meist als derber, höckeriger, schmerzloser Knoten, der oft mit der Haut verwachsen und von einer lokalen Einlagerung von Flüssigkeit begleitet ist. Diesem Erstbefund eines fortgeschrittenen Tumors gehen bereits auffällige Tastbefunde voraus, die im Rahmen der routinemäßigen Krebsvorsorgeuntersuchungen festgestellt werden können.

Da der Tastbefund jedoch nicht zwischen gutartigem und bösartigem Tumor unterscheiden kann, werden weitere diagnostische Maßnahmen hinzugezogen: Ultraschall, Röntgen-Mammografie und Kernspintomografie. Bestätigen diese Untersuchungen den Verdacht, erfolgt die Absicherung der Diagnose durch die Entnahme einer Gewebeprobe. Das weitere therapeutische Vorgehen wird vom Ergebnis der histologischen Untersuchungen dieser Probe abhängig gemacht.

Zur Eigenart des bösartigen Brusttumors gehört, dass es zum Zeitpunkt seines Nachweises häufig bereits zu einer Auswanderung von Krebszellen in die Achsellymphknoten oder zu Fernmetastasen im Skelett, in der Leber oder im Gehirn gekommen ist.

Die Therapie besteht in aller Regel in der operativen Entfernung des Primärtumors einschließlich gegebenenfalls befallener Lymphknotenmetastasen, wobei heute insbesondere bei kleineren Tumoren meist versucht wird, organerhaltend zu operieren, also nicht die gesamte Brust zu entfernen. Mithilfe der Szintigrafie (einem bildgebenden Verfahren der nuklearmedizinischen Diagnostik) des Wächterlymphknotens gelingt es zudem häufig, die vollständige Entfernung aller Achsellymphknoten und die damit verbundenen Spätfolgen zu vermeiden.

Anschließend erfolgen lokale Strahlenbehandlung und zusätzliche Chemotherapie in mehreren Sitzungen zur Ausschaltung der sich im übrigen Körper noch befindlichen Tumorzellen. Dieses Grundschema kann allerdings in Abhängigkeit von den speziellen Gegebenheiten durch die behandelnden Tumorspezialisten variiert werden. So besteht bei den so genannten hormonrezeptorpositiven Tumoren die Möglichkeit einer zusätzlichen Behandlung mit „Anti-Hormonen".

Die Prognose über den Krankheitsverlauf ist aufgrund der frühen Metastasierung generell mäßig. Etwa 50 Prozent der Frauen erleiden ein Rezidiv (Rückfall) und 70 Prozent der Patientinnen mit einem Rückfall versterben innerhalb der nächsten drei Jahre. Diese Zahlen erlauben jedoch in der Regel keinerlei Vorhersage im individuellen Fall und damit auch nicht für die unterschiedlichen Maßnahmen im Rahmen der weiteren Therapie.

Diese relativ triste Bilanz trägt sicherlich mit dazu bei, das eingangs beschriebene Verhalten der Betroffenen zu erklären, eine Tumor-Erkrankung eher zu verschweigen. Allerdings ergeben sich aktuell durch die neuen Erkenntnisse über die Wirkung von Vitamin D deutlich verbesserte Perspektiven.

Von der Öffentlichkeit – und allerdings auch der Schulmedizin – weitestgehend unbeachtet gingen die Forschungen zu Vitamin D nämlich konsequent weiter und über das Thema Dickdarmtumore hinaus. So veröffentlichte Dr. Martin Lipkin 1999 eine Zusammenfassung mehrerer unabhängiger experimenteller und epidemiologischer Studien. Sie untermauerten die These, dass Vitamin D auch einen Einfluss auf die Entstehung der bösartigen Tumore der Brust hat.

Zum eigentlichen Durchbruch kam es jedoch erst im Jahr 2007, als nacheinander fünf Veröffentlichungen von ganz unterschiedlichen Autoren über verschiedene Patientenkollektive berichteten. Ein weiterer Bericht mit noch eindrucksvolleren Zahlen kam Anfang 2008 aus dem Deutschen Krebsforschungszentrum in Heidelberg. Wegen der Bedeutung dieser neuen Erkenntnisse für die Tumorheilkunde möchten wir einige dieser Arbeiten hier kurz einzeln vorstellen.

Als Erste haben wir die Studie von Professor Kim Robien und Mitarbeitern ausgewählt. Er berichtet im Rahmen der großen „Iowa Women Study", in der 34.000 Frauen in Amerika zwischen 1986 und 2004 betreut wurden: Die Aufnahme von 800 IE Vitamin D mit der Nahrung im Vergleich zur Aufnahme von 400 IE Vitamin D führte zu einer Absenkung des Risikos um 34 Prozent, einen bösartigen Brusttumor zu entwickeln.

Professor Jennifer Lin mit ihren Mitarbeitern fand 2007 in der ähnlich großen Gruppe der „Women's Health Study" mit 10.000 Frauen vor und 20.000 Frauen nach den Wechseljahren eine Absenkung des Risikos für diejenigen Frauen, die eine größere Menge Vitamin D als die Vergleichsgruppe mit der Nahrung aufgenommen hatten. Allerdings ließ sich in der zehnjährigen Verlaufskontrolle die 35%-ige Absenkung nur für die Frauen vor den Wechseljahren nachweisen.

Die Arbeitsgruppe von Professor Reinhold Vieth aus Kanada untersuchte ebenfalls im Jahr 2007 per Telefonbefragung 972 Frauen mit einem bösartigen Brusttumor und 1.135 Frauen als Kontrollkollektiv mit entsprechendem Alter. Der Vergleich der Sonnenexposition zwischen dem zehnten und 19. Lebensjahr ergab für die Frauen mit der größeren Sonnenexposition eine Risikoreduktion von 35 Prozent. Für eine spätere Sonnenexposition (20. bis 29. Lebensjahr) war der Nachweis jedoch nicht mehr eindeutig. Ab dem 45. Lebensjahr fand sich kein Unterschied mehr.

In der Umgebung von San Francisco untersuchte Dr. Esther John mit ihren Mitarbeitern im gleichen Jahr 1.788 Fälle mit einem neu nachgewiesenen Mammakarzinom (Brustkrebs) und 2.129 ausgesuchte Kontrollpersonen. Es handelte sich um eine gemischte Gruppe mit Frauen afrikanischer und spanischer Abstammung sowie eine dritte Gruppe, die aus dem übrigen Europa eingewandert war. Bei dieser Untersuchung wurde die Hautfarbe an der Innenseite des Unterarms mit der Hautfarbe der Stirn verglichen. Aus der Differenz der Pigmentierung wurde die Sonnenexposition der jeweiligen Person berechnet.

Die Auswertung ergab, dass bei angeboren stark pigmentierter Haut das Verfahren nicht eingesetzt werden kann. Die auswertbaren Fälle zeigten jedoch für die Frauen mit einer hohen Sonnenexposition eine Risikoreduktion um 47 Prozent.

Alle bisher zitierten Untersuchungen haben den Vorbehalt, dass sie nur eine mehr oder minder indirekte Aussage über das im Körper verfügbare Vitamin D machen können, da nicht das in der Haut produzierte Vitamin D berücksichtigt wird. Die nun folgende Arbeit hat diesen Mangel beseitigt, indem der Vitamin-D-Gehalt direkt im Blut der Frauen bestimmt wurde.

TEIL II: KREBS – UND DIE BEDEUTUNG DES SONNENHORMONS

Die in den vorangegangenen Kapiteln bereits erwähnte Arbeitsgruppe der Gebrüder Garland, die sich ja schon sehr lange mit dem Thema Vitamin D beschäftigt, fasste 2007 die Ergebnisse von zwei Studien mit insgesamt 1.760 Patientinnen mit einem neu nachgewiesenen bösartigen Brusttumor zusammen. Dabei zeigte die Gruppe mit den höchsten Vitamin-D-Spiegeln (> 120 nmol/l) gegenüber den Frauen mit Vitamin-D-Spiegeln < 32 nmol/l eine 50%-ige Risikoreduktion.

Ende 2007 meldeten sich dann erstmals auch deutsche Wissenschaftler mit ihren Ergebnissen. Dr. Sascha Abbas und seine Mitarbeiter vom Deutschen Krebsforschungszentrum (DKFZ) in Heidelberg verglichen zunächst die Vitamin-D-Aufnahme in der Nahrung von 278 Patientinnen, bei denen ein Mammakarzinom vor den Wechseljahren nachgewiesen worden war, mit einem altersangepassten Kontrollkollektiv von 666 Frauen.

Die Patientinnen mit der höchsten Aufnahme von Vitamin D in der Nahrung hatten eine 50%-ige Risikoreduktion gegenüber den Patientinnen mit einer geringeren Vitamin-D-Aufnahme. Die Befunde bestätigten damit weitgehend die Ergebnisse der großen amerikanischen Studien in Bezug auf die Vitamin-D-Zufuhr in der Nahrung, jedoch noch ohne Berücksichtigung der zusätzlichen Produktion von Vitamin D in der Haut der jeweiligen Personen.

Allerdings fiel die Vitamin-D-bedingte Risikoreduktion mit 50 Prozent in dem deutschen Kollektiv gegenüber 35 Prozent bei den amerikanischen Frauen deutlicher aus. Der Grund hierfür könnte in der schlechteren Versorgung der deutschen Bevölkerung mit Sonne liegen, da sich die USA deutlich weiter nach Süden erstrecken als Deutschland.

Anfang 2008 wurden dann von derselben Arbeitsgruppe am Heidelberger DKFZ die Ergebnisse von 1.365 nach den Wechseljahren an Brustkrebs erkrankten Frauen veröffentlicht. Wie bei den Studien von Garland konnten bei dieser Untersuchung die offensichtlich aussagefähigeren Vitamin-D-Spiegel im Blut der betroffenen Frauen gemessen werden, die ja die Summe des Vitamins aus den verschiedenen Quellen darstellen. Die Ergebnisse wurden in fünf Gruppen mit aufsteigendem Vitamin-D-Gehalt eingeteilt (siehe **Abbildung 21**), wie wir dies im vorhergehenden Kapitel bei den bösartigen Darmtumoren bereits beschrieben haben.

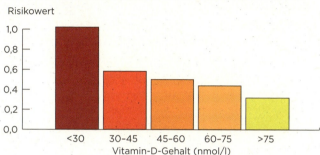

Abb. 21: Sinkendes Risiko für die Ausbildung eines bösartigen Brusttumors mit steigendem Vitamin-D-Gehalt im Blut. (Zahlen aus Abbas S. et al. in: Carcinogenesis 2008; 29:93)

Erneut zeigte sich, dass die Schutzfunktion mit zunehmendem Vitamin-D-Spiegel immer besser wird. Die Risikoreduktion betrug bei dieser Untersuchung sogar 69 Prozent! Anders ausgedrückt bleiben sieben von zehn Frauen von einem Mammakarzinom verschont, wenn ihr Körper über genügend Vitamin D verfügt, um sich selbst vor der Krebs-Erkrankung zu schützen!

Wenige Monate nach der deutschen Untersuchung, Mitte 2008, berichtete die Kollegin Professor Pamela J. Goodwin aus Toronto auf der Jahrestagung der Amerikanischen Krebsgesellschaft, dass das Sonnenhormon auch vor Metastasen und frühzeitigem Tod durch den Brustkrebs schützt. Entsprechend dem Vorgehen bei den bösartigen Darmtumoren möchten wir die Einzelheiten dieses wichtigen Aspektes wegen der besonderen Bedeutung für die Tumornachsorge später in einem eigenen Kapitel darstellen.

Wie wir im vorangegangenen Kapitel bereits erwähnt haben, erlaubt die ständig wachsende Zahl von wissenschaftlichen Untersuchungsergebnissen immer weitergehende und präzisere Aussagen zur Wirkung von Vitamin D auf bösartige Tumore.

So hat die Arbeitsgruppe der Brüder Garland im vergangenen Jahr auch die Ergebnisse bei bösartigen Brusttumoren zusammengefasst. Für die USA und Kanada berechneten sie, dass die Anhebung des Vitamin-D-Spiegels der weiblichen Bevölkerung durch die Gabe von

TEIL II: KREBS – UND DIE BEDEUTUNG DES SONNENHORMONS

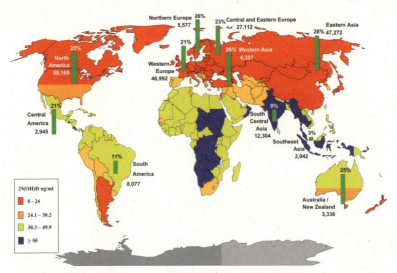

Abb. 22: Weltkarte, in der für verschiedene Länder ein geschätzter Vitamin-D-Spiegel (farbcodiert) eingetragen ist. Die grünen Säulen geben an, um wie viel Prozent die Zahl der jährlich in diesem Land neu auftretenden bösartigen Tumore der weiblichen Brust verringert werden könnte, wenn der Vitamin-D-Spiegel durch die Gabe von 2.000 IE Vitamin D und – wenn möglich – eine mäßige und regelmäßige Sonneneinwirkung auf die Haut angehoben würde. (Abbildung aus Garland C. F. et al. in: Ann. Epidemiol. 2009; 19:473)

2.000 IE Vitamin D täglich jedes Jahr etwa 58.000 neue Fälle von bösartigen Brusttumoren verhindern könnte.

Abbildung 22 zeigt eine Weltkarte, in der die möglichen Absenkungen der Tumorhäufigkeit durch Vitamin D in verschiedenen Ländern eingetragen sind. Entsprechend den Ergebnissen bei den Darmtumoren zeigen diese Zahlen deutlich, welch einen ausgeprägten Einfluss ein ausreichend hoher Vitamin-D-Spiegel auch auf das Geschehen bei bösartigen Tumoren der weiblichen Brust hat und was durch eine bessere Versorgung der weiblichen Bevölkerung mit Vitamin D auch bei den Brusttumoren erreicht werden könnte!

Wie bei den bösartigen Darmtumoren bereits gezeigt, lässt sich ein weiterer wichtiger Aspekt eindrucksvoll dokumentieren, wenn man die Ergebnisse der verschiedenen Studien in einer gemeinsamen Abbildung darstellt, wie William B. Grant es in einer aktuellen Veröffentlichung getan hat (siehe **Abbildung 23**): Das Ausmaß der Wirkung von

BÖSARTIGE TUMORE DER WEIBLICHEN BRUST

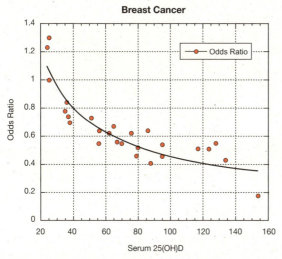

Abb. 23: Darstellung des Risikos (Odds Ratio), in Abhängigkeit vom Vitamin-D-Spiegel einen bösartigen Tumor der weiblichen Brust zu entwickeln. Die Daten wurden von William B. Grant aus sechs verschiedenen Veröffentlichungen zusammengestellt und zeigen, wie deutlich das Risiko für die bösartigen Brusttumore bei niedrigen Werten von Vitamin D ansteigt. (Modifiziert nach William B. Grant)

Vitamin D auf die bösartigen Brusttumore ist abhängig von der Höhe des Vitamin-D-Spiegels im Blut: Je höher der Spiegel, desto niedriger wird das Risiko, einen solchen Tumor zu entwickeln.

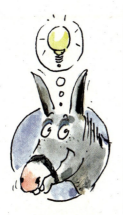

Was unser Eselchen in diesem Kapitel lernen konnte:
Für Frauen sind bösartige Tumore der Brust die häufigste bösartige Krebsart und zudem prognostisch in vielen Fällen ungünstig. Sie stellen daher die zweithäufigste Todesursache bei Frauen dar.
Umso eindrucksvoller sind die mehrfach abgesicherten Studienergebnisse über die Schutzfunktion von Vitamin D bei diesem Tumor. In der Tumorprävention wird eine Risikoreduktion bis zu einem Faktor drei und in der Metastasierung um die Hälfte erreicht.

BÖSARTIGE TUMORE DER PROSTATA

Wie der **Abbildung 16** im Kapitel „Bösartige Tumore des Dickdarms" zu entnehmen ist, sind bösartige Tumore der Prostata (Prostata-Karzinome) die häufigste bösartige Tumorart bei Männern. Daher darf ein entsprechendes Kapitel in diesem Buch nicht fehlen. Allerdings ist es uns beim Prostata-Karzinom im Gegensatz zu den bereits besprochenen Tumoren nicht gelungen, zu den gleichen, uneingeschränkt positiven Aussagen hinsichtlich der Bedeutung von Vitamin D zu kommen.

Doch schauen wir uns die Einzelheiten einmal an! Die deutliche Zunahme der diagnostizierten Prostata-Karzinome in den vergangenen Jahren wird von den Wissenschaftlern nicht auf eine wirkliche Zunahme der Karzinomhäufigkeit zurückgeführt, sondern mit der gesteigerten Früherkennung durch die Bestimmung des prostataspezifischen Antigens im Blut (PSA) in Verbindung gebracht.

Wie der Name PSA besagt, ist dies eine Substanz, die nur in der Prostata vorkommt. Wird sie vermehrt im Blut nachgewiesen, ist dies ein Hinweis darauf, dass die Prostata erkrankt ist – allerdings ohne Unterscheidung, ob es sich um eine bösartige oder gutartige Erkrankung handelt. Daher sind weitere Untersuchungen zur Abklärung der Ursache der Erhöhung des Wertes im Blut erforderlich.

Die gutartige Vergrößerung der Prostata (benigne Prostatahyperplasie, BPH) beginnt häufig bereits zwischen dem 40. und 50. Lebensjahr und ist anfangs nur sehr schwer von einem Prostata-Karzinom zu unterscheiden. Dies gilt sowohl für den tastenden Finger des Urologen als auch für die schon erwähnte PSA-Bestimmung im Blut. Beide Erkrankungen können sich durch Schwierigkeiten bei der Blasenentleerung bemerkbar machen.

Zur weiteren Differenzierung dienen die Verlaufskontrolle der PSA-Bestimmung, der rektale Ultraschall, die Kernspintomografie und die Positronen-Emissions-Tomografie. Erhärtet sich die Verdachtsdiagnose, erfolgt zur Absicherung die Entnahme einer Gewebeprobe (Nadelbiopsie) aus der Prostata, die allerdings auch nicht in jedem Fall vorhandenes Tumorgewebe verbindlich nachweisen oder ausschließen kann. Ein organüberschreitendes Wachstum findet sich nur in fortgeschrittenen Fällen. Häufiger und früher kommt es jedoch zur Absiedlung von Metastasen in die regionalen Lymphknoten, das Skelettsystem und die Leber.

Die Prognose ist bei einer rechtzeitigen Operation mit 90%-iger Heilung recht gut. Allerdings kommt es im Gefolge des Eingriffs relativ häufig zu einer Nebenwirkung, die vor allem von jüngeren Männern als sehr belastend empfunden wird: die Impotenz. Ferner existiert eine wissenschaftliche Kontroverse darüber, ob nicht zahlreiche Prostata-Karzinome unnötig operativ behandelt werden. Dies ist in der Regel dann der Fall, wenn der Tumor erst in einem hohen Lebensalter nachgewiesen wird und eine langsame Wachstumsrate aufweist. Die Wahrscheinlichkeit ist dann unter Umständen größer, dass der betroffene Mann an einer anderen Erkrankung versterben wird als an seinem Prostata-Karzinom.

Sowohl das gutartige als auch das bösartig veränderte Prostatagewebe verfügen über Vitamin-D-Rezeptoren, sodass eine entsprechende Beeinflussbarkeit auch für dieses Organ und diese Tumorart nachgewiesen wurde. Allerdings verlieren die Tumorzellen zum Teil relativ bald diese Rezeptoren und sind dann für den Einfluss von Vitamin D nicht mehr zugänglich. Entsprechend sind die bisherigen Studienergebnisse zum Teil widersprüchlich.

Eine Veröffentlichung von Professor Haojie Li und Mitarbeitern weist 2007 dabei auf einen wichtigen Aspekt hin. Die Ergebnisse beruhen auf der Untersuchung von 14.900 Männern. Im Verlauf von 18 Jahren traten 1.666 neue Prostata-Karzinome auf. Diese Fälle wurden mit 1.618 Kontrollen verglichen, die in Bezug auf Alter und Tabakkonsum angepasst waren. Bei allen Personen konnten direkt die Vitamin-D-Spiegel im Serum bestimmt werden.

Männer mit einem Vitamin-D-Spiegel unter 62 nmol/l hatten ein etwa zweifach höheres Risiko, einen aggressiven Tumor zu entwickeln. Dieses Ergebnis war allerdings statistisch nicht ausreichend signifikant, das heißt nicht mit ausreichend hoher Wahrscheinlichkeit richtig. Deutlich verbessern ließ sich diese Aussage jedoch, wenn individuelle Veränderungen der Gene (Gen-Polymorphismen) berücksichtigt wurden. Männer mit einer bestimmten Veränderung in den

Genen der Prostata profitierten eindeutig mit einer 60- bis 70%-igen Risikoreduktion von hohen Vitamin-D-Spiegeln.

Eine aktuelle Übersichtsarbeit von William B. Grant zeigt in 122 Ländern einen Zusammenhang zwischen der Überlebensrate beim Prostata-Karzinom und genetischen Veränderungen sowie weiteren Faktoren.

Es ist zu erwarten, dass die Untersuchung und Berücksichtigung solcher Gen-Polymorphismen nicht nur bei zukünftigen Studien zum Prostata-Karzinom, sondern auch bei anderen Tumorarten dazu führen wird, den Einfluss von Vitamin D auf die verschiedenen Organe und ihre Tumore noch besser zu verstehen.

Eine Meta-Analyse des Deutschen Krebsforschungszentrums in Heidelberg, die im Herbst 2009 insgesamt elf verschiedene Veröffentlichungen zum Thema „Vitamin D und Prostata-Karzinom" untersuchte, kam zu dem Ergebnis, dass sich aufgrund der bisher vorliegenden Daten keine eindeutige Beziehung zwischen dem Vitamin-D-Spiegel und der **Entstehung** eines bösartigen Tumors der Prostata herstellen lässt.

Andererseits berichtete im Jahr 2006 die Arbeitsgruppe von Dr. Reinhold Vieth in Toronto über die Ergebnisse einer **Verlaufskontrolle** bei Männern mit einem unbehandelten Prostata-Karzinom. Dabei zeigte sich, dass der Anstieg des PSA-Spiegels, der im Wesentlichen von der Tumoraktivität abhängt, in den sonnigen Monaten des Frühjahrs und des Sommers geringer war als in den übrigen Monaten des Jahres.

Für eine sichere Einschätzung des Einflusses des Vitamin-D-Spiegels auf die Entstehung des Prostata-Karzinoms bedarf es daher weiterer Studien. Wie bei allen epidemiologischen Untersuchungen wird es dabei darauf ankommen, andere Einflussfaktoren korrekt auszugrenzen, um die richtigen Ergebnisse zu erhalten.

BÖSARTIGE TUMORE DER PROSTATA

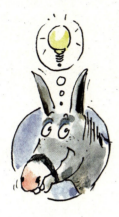

Was unser Eselchen in diesem Kapitel lernen konnte:
Das Prostata-Karzinom, der häufigste bösartige Tumor beim Mann, zeigt in einigen Studien die bekannten positiven Aspekte von Vitamin D, in anderen Untersuchungen jedoch nicht. Die Ergebnisse sind somit nicht eindeutig und bedürfen der weiteren Erforschung. Möglicherweise spielen Gen-Polymorphismen bei der Ausprägung der Schutzfunktion eine Rolle.

BÖSARTIGE TUMORE DER HAUT

Dies ist das schwierigste Kapitel des gesamten Buches, da sich hier zwei Gruppen mit ganz gegensätzlichen Auffassungen gegenüberstehen! Zu der einen Gruppe gehören die Hautärzte, die besorgt sind, dass die Haut durch eine zu intensive Sonneneinstrahlung geschädigt wird und vermehrt bösartige Tumore ausbildet.

Zu der anderen Gruppe gehören neben zahlreichen anderen Wissenschaftlern auch die Autoren dieses Buches. Wir fürchten, dass die Menschen aus Sorge vor den bereits genannten bösartigen Hauttumoren noch weniger in die Sonne gehen beziehungsweise noch mehr Schutzmaßnahmen ergreifen, als sie dies bislang bereits getan haben, und so eine ausreichende Produktion von Vitamin D in der Haut verhindern.

Ungeachtet unserer Parteinahme möchten wir versuchen, die bislang bekannten Daten zu diesem Thema einer sachlichen Analyse zu unterziehen. Beginnen wir mit dem Thema „Haut": Was ist die Haut, wozu ist sie da?

Anders als beim Vogel die bunten Federn dient die Haut des Menschen – zumindest in den meisten Fällen – eher weniger seinem Balzverhalten. Umgekehrt ist die Haut sicherlich auch nicht lediglich eine empfindliche, schutzbedürftige Hülle unseres Körpers!

Sie ist vielmehr ein wichtiges Organ mit folgenden Funktionen: Nach der Lunge und dem Darm hat sie die drittgrößte Oberfläche aller Organe des Körpers (etwa 2 qm) und stellt gleichzeitig eine Kontaktfläche, aber auch eine Barriere für die Umwelt dar. Sie ist ferner Ausscheidungsorgan für Wasser und Salze, Unterbringungsort für diverse Messfühler des Körpers (Temperatur, Wind, Berührung und andere) sowie letztendlich der Produktionsort für Vitamin D.

Wird die Haut nicht mehr ihrem eigentlichen Zweck entsprechend verwendet, führt dies zu Defiziten für den Körper, die gesundheitliche Folgen haben!

Wir haben 50 Jahre gebraucht, um dies bei einem anderen Organ zu erkennen: bei unserer Muskulatur! Sie ist ebenfalls ein lebenswichtiges Organ, das wir vernachlässigt und misshandelt haben – durch unseren Lebensstil! Die Folge schwabbelt heute als Gesundheitskatastrophe durch die Straßen vor allem der Großstädte und die Gesellschaft ist

BÖSARTIGE TUMORE DER HAUT

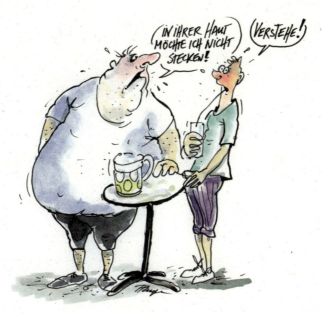

Abb. 24: Die Haut – nicht nur eine variable Hülle unseres Körpers!
(Zeichnung: Peter Ruge)

weit davon entfernt, wirksame und praktikable Gegenmaßnahmen entwickelt zu haben.

Ungeachtet dieser bereits aktenkundigen Katastrophe laufen die Menschen blind (oder gar sehenden Auges?) in das nächste Unglück – mit ihrer Haut! In der öffentlichen Wahrnehmung ist dieses Organ degeneriert zu einer sensiblen Hülle: Sie umgibt die immer umfangreicheren Körper der Menschen, ist von Pickeln und Ekzemen geplagt, wird mit Salben sowie Tinkturen getüncht und zudem mit Schutzkleidung verhüllt in dunklen Höhlen (Gebäuden) vor der Sonne versteckt!

Welch eine Vergewaltigung der Haut, die in Wirklichkeit ein lebenswichtiges und durchaus belastungsfähiges, endokrines, also hormonbildendes Organ ist mit den oben bereits erwähnten vielfältigen Aufgaben für den Körper. In den Millionen von Jahren der Entwicklung des Menschen war sie die meiste Zeit der Witterung – und der Sonne – direkt ausgesetzt und hat dennoch vorzüglich funktioniert – oder gerade deswegen?

Unsere klare Forderung kann daher nur lauten: Nützen geht vor schützen! Diese andere Einstellung zur Haut wird unter anderem durch die Tatsache untermauert, dass Professor Jörg Reichrath, der führende deutsche Wissenschaftler in Bezug auf Haut und Vitamin D, eine internationale Zeitschrift mit dem Titel „Dermato-Endocrinology" gegründet hat. Die Haut wird damit wegen ihrer hormonbildenden Funktion als ein endokrines Organ mit wichtigen Aufgaben wahrgenommen, gleichbedeutend mit der Schilddrüse oder den Keimdrüsen!

Doch wie verträgt sich diese Forderung nach Nutzung der Haut auch zur Vitamin-D-Bildung mit der Sorge um die Entstehung der bösartigen Hauttumore? Wie wir bereits besprochen haben, ist im Laufe der letzten Jahrzehnte aus dem einstmals verehrten „Sonnengott" für die meisten Menschen eine Bedrohung geworden, die uns den tödlichen Hautkrebs beschert.

Damit übersieht diese einseitige Sorge jedoch nicht nur die von der Sonne geprägte, Millionen von Jahren währende Entwicklungsgeschichte der Menschheit, sondern unterschätzt zudem völlig die Anpassungsfähigkeit unserer Art. Der Körper ist so angelegt, dass er sich auf die Effekte des Sonnenlichts einstellen kann – wenn wir damit richtig umgehen!

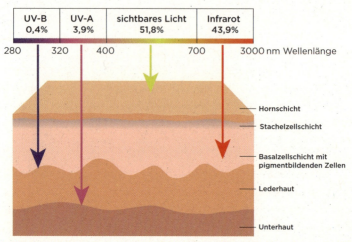

Abb. 25: Ausschnitte aus dem Strahlenspektrum des Sonnenlichtes. Unterschiedliche Energie der UV-A- und UV-B-Strahlung mit entsprechender Eindringtiefe in die Haut.

BÖSARTIGE TUMORE DER HAUT

Beginnen wir mit der ultravioletten Strahlung des Sonnenlichts. Diese unterteilt sich in Abhängigkeit von ihrer Wellenlänge in UV-A-, UV-B- und UV-C-Strahlung. Letztere ist für uns ohne Bedeutung, da sie als energieschwächste Variante völlig von der Ozonschicht, die die Erde umgibt, weggefiltert wird. Je nach Witterung und Jahreszeit erreichen jedoch die härteren UV-A- und UV-B-Strahlen den Körper, wo sie unterschiedliche Wirkungen entfalten:

Durch UV-A-Strahlung mit größerer Eindringtiefe kommt es zur Faltenbildung der Haut und zur Pigmentaktivierung sowie, bei hohen Dosen, zur Verursachung von Hautkrebs.

Durch die UV-B-Strahlung mit geringerer Eindringtiefe kommt es zu Hautrötung und Pigmentbildung. Lang andauernde, intensive Einwirkung führt vermehrt zu weißem Hautkrebs (Basaliom), der daher vor allem im Gesicht auftritt. Führt zu viel UV-B-Strahlung zum Sonnenbrand, kann dies ebenfalls zur Bildung von schwarzem Hautkrebs beitragen.

Andererseits wird durch die UV-B-Strahlung in der Haut diejenige Reaktion ausgelöst, die zur Produktion von Vitamin D führt. Dieses Sonnenhormon wiederum schützt den gesamten Körper mit seinen vielfältigen Wirkungen vor bösartigen Tumoren – auch in der Haut.

Viele Jahre lang wurde – für uns heute unverständlich – nur die UV-B-Strahlung von den Sonnenschutzmitteln abgeblockt. Daher konnten die UV-A-Strahlen ungehindert auf die Haut einwirken und Schaden anrichten! Durch diesen Umstand haben die Sonnenschutzmittel vielleicht sogar das Gegenteil von dem bewirkt, was sie versprachen: anstelle eines Schutzes der Haut die Zunahme von Melanomen in der Bevölkerung, die sich in falscher Sicherheit wähnte (siehe **Abbildung 26**).

Lobenswerterweise hat die Forschung mittlerweile „Breitspektrum-Sonnenschutzmittel" entwickelt, die sowohl gegen UV-A- als auch UV-B-Strahlen schützen. Allerdings blockieren auch diese Sonnenschutzmittel die Vitamin-D-Produktion in der Haut ab einem Schutzfaktor von 15 nahezu vollständig. Dies bedeutet, dass selbst im Sommer kein Vitamin-D-Vorrat entstehen kann, der uns durch den sonnenarmen Winter helfen würde.

Auf die Problematik, die sich durch den Einsatz verschiedenster Chemikalien in diesen Produkten ergibt, können wir hier nicht weiter ein-

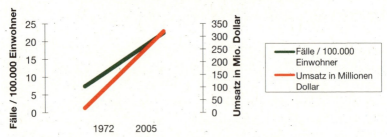

Abb. 26: Die rote Linie zeigt die Entwicklung der Verkaufszahlen für Sonnenschutzmittel, die grüne die Häufigkeit von schwarzem Hautkrebs in den USA. Der parallele Verlauf der Entwicklung ist sicherlich kein Beweis für einen ursächlichen Zusammenhang, stimmt jedoch zumindest nachdenklich! (Modifiziert nach Sorenson M.: Solar Power for Optimal Health, 2006)

gehen, möchten unseren Lesern jedoch raten, sich mit diesem Thema im eigenen Interesse zu beschäftigen.

Zur Diskussion über die Krebs-Entstehung in der Haut müssen wir zunächst einmal darauf hinweisen, dass der schwarze und der weiße Hautkrebs ganz unterschiedliche Eigenschaften haben und nicht in einen Topf geworfen werden sollten!

Der weiße Hautkrebs (Basaliom) ist in der Tat der häufigste bösartige Tumor des Menschen und entsteht durch langfristige übermäßige Sonnenexposition bestimmter Hautstellen, zum Beispiel im Gesicht. Allerdings tritt er in der Regel erst in höherem Alter auf, wächst sehr langsam und metastasiert praktisch nie. Er lässt sich darüber hinaus gut behandeln (also operativ entfernen). Daher sterben auch nur 0,5 Prozent der Betroffenen an diesem Tumor.

Der sehr bösartige schwarze Hautkrebs (malignes Melanom) verhält sich genau umgekehrt: Er tritt viel seltener auf als der weiße Hautkrebs, metastasiert dafür jedoch sehr rasch und führt in einem hohen Prozentsatz zum Tode.

Als Ursache für den schwarzen Hautkrebs werden mehrere Faktoren diskutiert: mehrfacher Sonnenbrand besonders in der frühen Kindheit; intensive Sonnenexposition unter Sonnenschutzmitteln, die nur vor UV-B-Strahlen schützten; eine erbliche Belastung, insbesondere

BÖSARTIGE TUMORE DER HAUT

bei Menschen mit vielen Muttermalen (Nävi); und letztendlich auch der Hauttyp (reduzierte Pigmentbildung bei Menschen mit sehr heller Haut, Sommersprossen und roten Haaren).

Diese verschiedenen Ursachen erklären, warum bösartige Melanome auch bei Menschen auftreten, die sich nicht sonnen, und an Körperstellen, die der Sonne gar nicht ausgesetzt sind. So ermittelten die beiden schon erwähnten Forscher Garland im Rahmen ihrer Untersuchungen von Angehörigen der amerikanischen Kriegsmarine, dass Soldaten, die auf dem Deck von Flugzeugträgern arbeiteten, ein geringeres Melanomrisiko hatten als diejenigen, die unter Deck ihren Dienst versahen.

Ähnliches wurde kürzlich von einer anderen Forschergruppe aus Amerika berichtet. Demnach entwickeln Büroarbeiter häufiger einen schwarzen Hautkrebs als Arbeiter im Freien.

Alle diese Risikofaktoren gelten natürlich nicht nur für unsere gute alte Sonne, sondern auch für alle künstlichen UV-Strahlenquellen.

Künstliche Sonnen (Solarien) können daher zwar eine mögliche Ersatzrolle für den Ausgleich des Defizits in der Sonnennutzung spielen. Aber dies nur, wenn seitens der Hersteller ein Maximum an Anwendungssicherheit garantiert wird. Die Verwendung von Hautsensoren zur Steuerung der Nutzungsdauer der Kunstsonne ist ein Schritt in diese Richtung. Ferner muss durch eine entsprechende Auswahl der eingesetzten Leuchtkörper sichergestellt sein, dass das verwendete UV-Spektrum nicht nur bräunt, sondern auch die benötigten Mengen des Sonnenhormons produziert.

Wir möchten daher nochmals an die bekannte Weisheit von Paracelsus erinnern, einem Altmeister der Medizin:

„ALLEIN DIE DOSIS MACHT DAS GIFT!"

Die Haut verhält sich somit nicht anders als die übrigen Organe des Körpers. Wird sie mäßig, aber regelmäßig durch UV-Strahlung „belastet" und damit trainiert, reagiert sie darauf nicht nur mit der bereits erwähnten Bildung von schützendem Vitamin D, sondern in aller Regel auch mit einer vermehrten und ebenfalls schützenden Pigmentbildung – genauso wie häufiger belastete Muskulatur mit gesteigerter Muskelbildung oder ein trainiertes Gehirn mit vermehrten Nervenzellverknüpfungen reagiert. Hingegen führen kurzfristige Überbelastungen in allen Organsystemen zu Schäden – nicht nur in der Haut.

Im Rahmen der menschlichen Entwicklungsgeschichte finden sich übrigens konsequenterweise je nach Intensität der Sonneneinstrahlung alle Varianten der Pigmentierung – von der schwarzblauen Hautfarbe afrikanischer und indischer Stämme in Äquatornähe bis hin zu den bleichhäutigen Wikingern im hohen Norden.

Wie bereits im Kapitel „Das Vorkommen von Krebserkrankungen in der Welt in Abhängigkeit vom Wohnort der Menschen" beschrieben, nimmt die Häufigkeit bösartiger Tumore mit steigender Sonnenintensität Richtung Äquator nicht zu, sondern ab! Dies gilt auch für die Hauttumore!

Wäre die Sonne also ein Dämon, so hätte sie die Menschheit längst mit ihren gefährlichen Strahlen ausgerottet! Im Gegenteil: Wer seine Haut ohne Verursachung eines Sonnenbrands der Sonne aussetzt, hat gute Chancen, seine Gesundheit durch die vielfältigen positiven Effekte des entstehenden Sonnenhormons zu fördern.

Auf welchen Wegen man zu der benötigten Menge des Sonnenhormons kommt, werden wir im Kapitel „Und woher bekomme ich nun genügend Vitamin D?" beschreiben. Im nächsten Kapitel zeigen wir eine Übersicht über die Bedeutung des Sonnenhormons bei einer Vielzahl von weiteren bösartigen Tumoren.

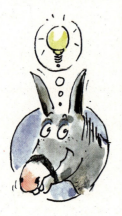

Was unser Eselchen in diesem Kapitel lernen konnte:
Die Haut ist keine schutzbedürftige Hülle des Körpers, sondern ein belastbares Organ mit lebenswichtigen Funktionen. Eine dieser Aufgaben ist die Bildung von Vitamin D mithilfe der UV-Strahlung der Sonne. Vernachlässigen wir diese Funktion, werden wir krank. Eine übermäßige Sonnenbestrahlung kann jedoch zu Hautkrebs führen – bei dem unser Sonnenhormon allerdings ebenfalls eine Schutzfunktion ausübt. Es kommt somit – wie immer im Leben – auf die Dosis an!

DIE BEDEUTUNG DES SONNENHORMONS BEI ANDEREN BÖSARTIGEN TUMOREN

Die Darstellung aller Tumorarten, die Vitamin-D-sensibel sind, würde den Rahmen dieses Buches sprengen. Sozusagen als Abschluss sollen jedoch drei Arbeiten vorgestellt werden, da sie wesentliche Zusatzinformationen beinhalten und die Eindrücke der Einzelstudien abrunden.

Unter der Federführung des bereits erwähnten Edward Giovannucci hat eine Arbeitsgruppe im Jahr 2006 den Einfluss des Vitamin-D-Spiegels auf die Häufigkeit und das Todesfallrisiko verschiedenster Karzinome zusammengestellt. Dabei wurden zusätzlich zum Vitamin-D-Spiegel im Blut folgende Variablen berücksichtigt: Vitamin D in der Nahrung und in Nahrungsergänzungsmitteln, Hautpigmentierung, Übergewicht, Breitengrad des Wohnortes und Freizeitaktivitäten zur Abschätzung der Sonnenexposition.

Basis der Untersuchung waren 1.095 Männer der „Physicians Health Study", deren ermittelte Daten hochgerechnet wurden für die 47.800 Teilnehmer an der gesamten Studie. Diese Informationen wurden sodann in Bezug gesetzt zu 4.286 neuen Karzinomfällen sowie 2.025 Todesfällen durch Krebs-Erkrankungen, die zwischen den Jahren 1986 und 2000 im Rahmen der Studie registriert wurden.

Als Endergebnis dieser ungeheuren Datenflut konnte festgestellt werden, dass eine Erhöhung von Vitamin D um 25 nmol/l im Blutserum zu einer Reduktion der Häufigkeit aller Karzinome um 17 Prozent und der Sterblichkeit an diesen Karzinomen um 29 Prozent führt.

Aus der Vielfalt dieser Daten soll hier nur eine Abbildung wiedergegeben werden, die die unterschiedliche Abhängigkeit vom Vitamin-D-Spiegel für die verschiedenen Karzinome sehr anschaulich darstellt (Abbildung 27).

Bei den drei „Ausreißern" oben rechts lässt sich das rechnerisch vermehrte Risiko dahingehend erklären, dass die Ergebnisse der verwendeten Studien hier sehr widersprüchlich waren. Daraus wiederum folgte, dass die berechneten Resultate zum Teil auch nicht ausreichend statistisch belegt werden konnten. Alle anderen Tumorarten zeigen hingegen einen mehr oder minder deutlich schützenden Einfluss von Vitamin D.

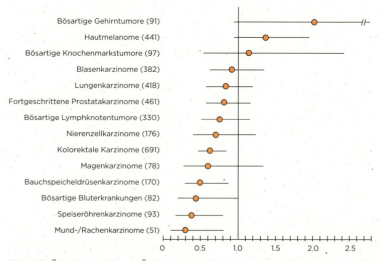

Abb. 27: Übersicht über die Änderung des Risikos bei verschiedenen bösartigen Tumoren durch die (rechnerische) Anhebung des Vitamin-D-Spiegels um 25 nmol/l in der „Health Professional Study" von 1986 bis 2000. Die Zahlen in Klammern geben die Anzahl der aufgetretenen Tumore an. (Modifiziert nach Giovannucci E. et al. in: Journal of the National Cancer Institute 2006; 98:451)

Auffällig hoch ist der positive Einfluss bei den Tumoren des Verdauungstraktes. Eine Erklärung könnte sein, dass die Schleimhäute eine besonders hohe Vermehrungsrate der Zellen aufweisen. Jede Zellteilung beinhaltet jedoch das Risiko eines „Unfalls" bei diesem Vorgang mit dem Risiko der Entstehung einer entarteten Zelle. Genau an dieser Stelle setzt unter anderem jedoch die am Anfang des Buches erläuterte schützende Wirkung von Vitamin D an.

Eine weitere, Anfang 2008 von der Arbeitsgruppe um Professor Harald Dobnig publizierte Ludwigshafener Risikostudie mit Daten von deutschen Patienten unterstützt die Ergebnisse in der zuvor genannten Übersicht. Dabei befasste sich diese Studie eigentlich gar nicht mit Krebs-, sondern mit kardiologischen Erkrankungen. 3.229 Patienten wurden nicht nur wegen ihrer Herzerkrankung angiografiert, sondern auch sorgfältig unter den verschiedensten Aspekten untersucht und im weiteren Verlauf etwa siebeneinhalb Jahre lang beobachtet.

DIE BEDEUTUNG DES SONNENHORMONS

In diesem Zeitraum verstarben 95 Patienten an einem Karzinom. Dabei zeigte die Patientengruppe mit den höchsten Vitamin-D-Werten im Blut eine Risikoreduktion von 55 Prozent gegenüber der Gruppe mit den niedrigsten Werten. Bei einem (rechnerischen) Anstieg des Vitamin-D-Spiegels im Serum um 25 nmol/l ergab sich eine Risikoreduktion von 34 Prozent, an einem Karzinom zu versterben.

Die Ergebnisse dieser Studie bieten zudem eine ausgezeichnete Basis, über das zunehmend diskutierte Phänomen der Komorbiditäten, also das gleichzeitige oder kurz aufeinanderfolgende Auftreten einer weiteren chronischen Erkrankung, nachzudenken. Wir werden in einem späteren Kapitel („Das Defizitsyndrom") auf diesen Aspekt noch näher eingehen.

Einmalig sind bisher die Daten der Arbeitsgruppe von Dr. Joan M. Lappe, die ebenfalls 2007 veröffentlicht wurden. Hierbei handelt es sich nicht um die nachträgliche Auswertung bereits vorhandener Ergebnisse, sondern um eine prospektive, evidenzbasierte Studie. Solche Untersuchungen werden unter festen, allgemein verbindlichen Vorgaben geplant und durchgeführt. Dazu gehören nicht nur festgelegte Endziele der Studie, sondern auch eine aufwändige detaillierte Durchführung nach bestimmten Kriterien, um als „evidenzbasiert" gelten zu können.

Da ist zunächst die Forderung nach „Randomisierung": die zufällige Zuordnung der Patienten zu einer bestimmten Untersuchungsgruppe. „Placebo-kontrolliert" bedeutet, dass entweder der zu testende Wirkstoff oder ein wirkungsloses Scheinpräparat von je einer Probandengruppe eingenommen wird. „Doppelblind" besagt: Weder die Patienten noch die Kontrollgruppe noch die Untersucher wissen, wer das Testpräparat einnimmt. Erst am Ende der Studie werden die zuvor verschlossenen Unterlagen zur Auswertung herangezogen.

Mit diesem aufwändigen Verfahren wird ein Höchstmaß an Objektivität erreicht und eine gewollte oder ungewollte Einflussnahme der Untersucher auf das Ergebnis vermieden.

Mit der Untersuchung von Lappe liegt nunmehr eine solch hochkarätige Therapiestudie zum Einsatz von Vitamin D und seiner Wirkung auf die Tumor-Entstehung über vier Jahre hinweg vor. Allerdings muss fairerweise gesagt werden, dass die Studie nicht das primäre Ziel hatte, in Bezug auf Krebs-Entstehung zu untersuchen; Schwerpunkt war die

Behandlung der Osteoporose mit Kalzium und Vitamin D. Das Tumorrisiko wurde lediglich als zusätzlicher Endpunkt erfasst – zum Glück!

Die Auswertung ergab, dass das allgemeine Tumorrisiko in der mit 1.100 IE Vitamin D behandelten Gruppe signifikant niedriger lag als in der Kontrollgruppe. Das relative Risiko, unter dieser Vitamin-D-Zufuhr einen bösartigen Tumor zu entwickeln, betrug nur noch 40 Prozent.

Bereits diese Aussage ist sehr beachtlich! Wurden jedoch diejenigen bösartigen Tumore ausgeschlossen, die bereits im ersten Jahr auftraten und damit vermutlich bereits zu Beginn der Behandlung vorhanden gewesen waren, ergab sich eine echte Sensation: Das relative Risiko sank um 77 Prozent! Die Kombination mit Kalzium zeigte dabei keine bessere Wirkung als Vitamin D allein.

Die außerordentliche Wirkung erklären die Autoren durch die relativ hohe Dosierung des Vitamin-D-Präparates mit 1.100 IE täglich, während die meisten der bislang publizierten (und zum Teil negativen) Studien nur mit 400 bis 600 IE täglich durchgeführt wurden. Diese Auffassung wurde in mehreren später erschienenen Veröffentlichungen von anderen Autoren bestätigt und gilt heute als allgemein anerkannt.

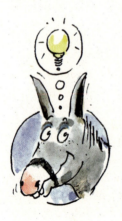

Was unser Eselchen in diesem Kapitel lernen konnte:
Eine Vielzahl weiterer bösartiger Tumore zeigt einen positiven, jedoch zum Teil noch nicht ausreichend dokumentierten Einfluss von Vitamin D. Die Tumore folgender Organe sind sensibel für das Sonnenhormon: Blase, Lunge, Magen, Niere, Bauchspeicheldrüse und Speiseröhre. Das Gleiche gilt auch für mehrere Blutkrebse. Mithilfe eines normalen Vitamin-D-Spiegels (>30 ng/ml) lässt sich somit das Risiko, an einem bösartigen Tumor zu erkranken, deutlich absenken.

AUCH METASTASEN MÖGEN KEINEN SONNENSCHEIN!

Für die Tumornachsorge gilt genau wie für die Tumor-Entstehung, dass Vorsorge besser als Heilen ist. Die Nachsorge darf sich nicht darauf beschränken, ängstlich mit mehr oder weniger großem technischem Aufwand zu überwachen, ob und wann sich eine Metastase oder ein lokales Tumorrezidiv zeigt, um dann „möglichst früh" therapeutisch tätig zu werden.

Alle Kriterien, die wir bei der Entstehung chronischer Krankheiten im Allgemeinen und den bösartigen Tumoren im Besonderen beschrieben haben, gelten in gleicher Weise auch für die Entwicklung und das Wachstum von Metastasen und Lokalrezidiven.

Je besser wir also den Körper mit dem versorgen, was er für den Zellstoffwechsel und die Steuerung seiner Funktionen benötigt, umso besser funktioniert sein eigenes Abwehrsystem – auch gegen noch vorhandene Tumorzellen. Zu den benötigten Faktoren zählen die Mikronährstoffe aus Obst und Gemüse genauso wie eine regelmäßige körperliche Aktivität und andere mehr, auf die wir in einem späteren Kapitel noch näher eingehen werden.

Aber auch an dieser Stelle, das heißt in der Tumornachsorge, kommt dem Vitamin D eine besondere Funktion zu.

Ein eindrucksvolles Beispiel liefern die bösartigen Tumore der Brustdrüse. Hier berichtete Professor Pamela Goodwin aus Toronto im Sommer 2009 von einer Verbesserung der Überlebensrate und einer Absenkung der Häufigkeit von Metastasen, wenn die Patientinnen in der Nachsorge über einen ausreichenden Vitamin-D-Spiegel verfügten:

512 Frauen wurden zehn Jahre lang nach ihrer Operation wegen eines bösartigen Brusttumors nachuntersucht. Nur 24 Prozent wiesen am Anfang der Studie zur Überprüfung der Aussagefähigkeit des Vitamin-D-Spiegels für den weiteren Verlauf des Tumorgeschehens einen ausreichenden Sonnenhormon-Anteil im Serum auf. In den Jahren nach der Operation führte ein zu geringer Vitamin-D-Spiegel im Vergleich zu einem ausreichenden Spiegel zu einer Steigerung des Risikos für eine Metastasierung um 94 Prozent und für einen vorzeitigen Tod um 73 Prozent!

Zu ähnlichen Ergebnissen kommt eine Untersuchung der Arbeitsgruppe von Edward Giovannucci aus Boston bei bösartigen Darmtumoren, die wir in dem entsprechenden Kapitel bereits erwähnt haben. Hier wollen wir sie jedoch im Zusammenhang mit der Tumornachsorge genauer anschauen. Dabei wurden 304 Patienten im Mittelwert 15 Jahre lang nach der Operation beobachtet.

Die Einteilung in zwei Gruppen erfolgte nach der Höhe des Vitamin-D-Spiegels zum Zeitpunkt der Operation. In der Gruppe mit den höheren Vitamin-D-Spiegeln verringerte sich die Gesamtsterblichkeit um die Hälfte, die tumorbedingte Sterblichkeit um fast 40 Prozent!

Mehrere Studien aus Norwegen wiesen bei anderen Tumorarten (der Prostata, der Lunge und bei Hodgkin-Lymphomen) darauf hin, dass die Krankheitsverläufe nach einer Operation im Sommer (also bei höheren Vitamin-D-Spiegeln im Körper) regelmäßig und deutlich günstiger waren als nach einer Operation im Winter (mit niedrigeren Vitamin-D-Spiegeln).

Nach neuesten Untersuchungen aus dem melanomgeplagten Australien profitieren sogar Menschen mit einem schwarzen Hautkrebs von Vitamin D. So zeigen Patienten mit hohen Spiegeln des Sonnenhormons im Blut ein günstigeres Stadium der bösartigen Tumore zum Zeitpunkt der Operation und ein langsameres Fortschreiten der Erkrankung danach.

Aus all diesen Berichten können wir ableiten, dass es sinnvoll ist, auch in der Tumornachsorge den Vitamin-D-Spiegel ständig hochzuhalten (etwa 50 ng/ml). So reduziert sich die Möglichkeit für eventuell im Körper noch vorhandene Krebszellen, weiter zu wachsen und sich auszubreiten.

Dank der im nächsten Kapitel noch zu besprechenden vielfältigen Wirkungen des Sonnenhormons profitiert der Körper verständlicherweise von einer verbesserten Versorgung mit Vitamin D nicht nur in Bezug auf das Tumorgeschehen selbst, sondern auch auf zahlreiche andere Aspekte – darunter auch solche, die mehr oder minder direkt mit dem Tumorgeschehen (oder seiner Therapie) verbunden sind.

Hier ist zum einen die große Gruppe der so genannten Begleiterkrankungen zu nennen, bei denen die Schulmedizin häufig noch nach dem Zusammenhang sucht. Bei einer ganzheitlichen Betrachtungsweise erklären sich diese Begleiterkrankungen jedoch ganz einfach als Folge der insgesamt schlechten Verfassung des Körpers. Diese führt letztendlich nicht nur zur Krebs-Entstehung, sondern auch zur Ausbildung weiterer chronischer Erkrankungen.

Die Liste solcher Begleiterkrankungen reicht von der Osteoporose über Herz-Kreislauf-Erkrankungen bis hin zu psychischen Veränderungen. Letztere werden häufig einseitig als Folge der geistigen Auseinandersetzung der Betroffenen mit der Krebs-Erkrankung gesehen. Doch auch hier sind wir der Auffassung, dass es wieder die Defizite in der Versorgung des Körpers sind (in diesem Fall des Gehirns und unter anderem mit Vitamin D), die dann solche psychischen Symptome zur Folge haben.

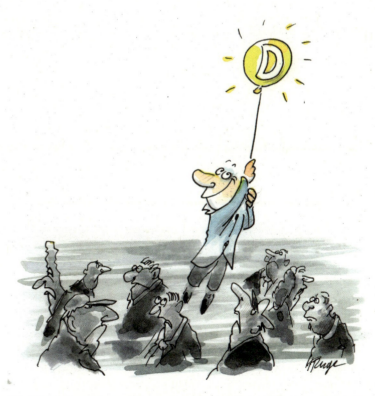

Abb. 28: Vitamin D als Stimmungsaufheller bei Depression. (Zeichnung: Peter Ruge)

Glücklicherweise gibt es seit Kurzem zunehmend wissenschaftliche Veröffentlichungen, die die Richtigkeit unserer These betätigen. Dabei beschränkt sich der Wirkungsnachweis von Vitamin D nicht nur auf das ursprüngliche Krebsgeschehen. Vielmehr kann das Sonnenhormon auch bei Nebenwirkungen im Rahmen einer klassischen Krebstherapie (zum Beispiel mit Aromatasehemmern) dem Körper helfen, mit diesen Begleiterscheinungen fertigzuwerden.

So berichtete eine Gruppe von amerikanischen Wissenschaftlern im Januar 2010 über ihre Erfahrungen bei Patientinnen mit Brustkrebs, die mit dem Aromatasehemmer Letrozole behandelt wurden und über Gelenkschmerzen sowie psychische Beeinträchtigungen klagten.

Da mehr als zwei Drittel von ihnen einen Vitamin-D-Mangel aufwiesen, erhielten sie alle diese Substanz in hoher Dosierung (50.000 Einheiten pro Woche). Nach vier Monaten hatten sich bei allen Patientinnen die Vitamin-D-Spiegel normalisiert. Doch diejenigen, deren Sonnenhormon-Spiegel auf mehr als 66 ng/ml anstieg, waren mehr als doppelt so häufig beschwerdefrei wie diejenigen, deren Blutspiegel unterhalb von 66 ng/ml lag.

Erwartungsgemäß beschränkt sich diese positive Wirkung von Vitamin D nicht nur auf die Psyche von Patienten mit Krebs, sondern ist auch bei Menschen mit anderen schweren Erkrankungen nachweisbar. So berichteten im März 2010 spanische Wissenschaftler über eine deutliche Besserung der psychischen Beschwerden durch die Gabe von Vitamin D bei Patienten mit einer nicht heilbaren Hauterkrankung (LE = Lupus erythematodes).

Konsequenterweise forderte eine Gruppe von amerikanischen Wissenschaftlern zum Zeitpunkt der Fertigstellung dieses Manuskripts im Juni 2010 die Gabe von Vitamin D für alle Patienten mit einer chronischen Erkrankung, die gleichzeitig psychische Symptome aufweisen.

Wie wir zu Eingang dieses Kapitels bereits erwähnt haben und im Kapitel „Das Defizitsyndrom" ausführlicher darlegen werden, sollte dieses vorbeugende Vitamin-D-Konzept von weiteren Präventionsmaßnahmen (körperliche Aktivität im Freien, gesunde Ernährung und andere) begleitet werden, da sie sich in ihrer Wirkung gegenseitig unterstützen.

AUCH METASTASEN MÖGEN KEINEN SONNENSCHEIN!

So wie sich die negativen Effekte der einzelnen Risiken für die Tumor-Entstehung multiplizieren, gilt dies auch für die positiven Effekte der Präventionsmaßnahmen! Sie haben zwar alle das gleiche Ziel – die Tumorzellen am Wachstum und an der Ausbreitung zu hindern –, tun dies aber auf verschiedenen Wegen. Daher ist auch in der Tumornachsorge ein multimodales Konzept mit der Kombination von mehreren Präventionsmaßnahmen angezeigt, um den gewünschten Effekt zu optimieren.

Wir möchten an dieser Stelle den zweiten Teil des Buches über die Wirkung von Vitamin D auf das Tumorgeschehen wie folgt zusammenfassen:

In allen Versuchslaboren der großen Pharmafirmen dieser Welt wird sich wohl auch zukünftig kaum ein Präparat finden, das nur annähernd die positiven Eigenschaften von Vitamin D in Bezug auf Tumor-Entstehung und -ausbreitung aufweist. Und dies noch dazu nebenwirkungsfrei und praktisch kostenlos verfügbar!

Von den übrigen positiven Eigenschaften des Sonnenhormons, über die wir anschließend noch berichten werden, ganz zu schweigen! Sie stellen einen willkommenen Zusatzeffekt dar für jeden, der seinen Vitamin-D-Spiegel in der Tumornachsorge im doppelten Sinn des Wortes hoch hält!

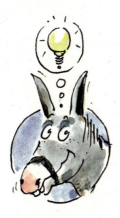

Was unser Eselchen in diesem Kapitel lernen konnte:
Auch in der Tumornachsorge kommt dem ausreichenden Vitamin-D-Spiegel eine besondere Bedeutung zu!
Dabei verringert ein normaler Vitamin-D-Spiegel (40 bis 50 ng/ml) nicht nur das Risiko für Metastasen, Lokalrezidive und eine vermehrte Sterblichkeit, sondern wirkt auch positiv auf typische Beschwerden wie die Depression, die im Rahmen des Tumorgeschehens gehäuft auftritt. Ferner werden Begleiterkrankungen wie Osteoporose, Herz-Kreislauf-Erkrankungen und andere mehr positiv beeinflusst oder sogar verhindert.

TEIL III

VITAMIN D – SCHLÜSSEL ZUR PRÄVENTION

DAS SONNENHORMON – WICHTIG FÜR DEN GESAMTEN KÖRPER

Ungeachtet all unserer positiven Berichte über die Bedeutung von Vitamin D für die Entstehung und Ausbreitung von bösartigen Tumoren ist das Sonnenhormon weder eine neue Wunderdroge in der Tumortherapie noch in seiner Wirkung auf das Tumorgeschehen beschränkt!

In diesem Kapitel möchten wir daher zeigen, dass Vitamin D eine noch viel weitreichendere Bedeutung für unsere Gesundheit hat, als die bisher vorgestellten Berichte vermuten lassen. Mit dem bereits am Anfang unseres Buches beschriebenen Nachweis von Vitamin-D-Rezeptoren in nahezu allen Zellen wird deutlich, dass dieses Hormon eine Wirkung auf zahlreiche zusätzliche Funktionen unseres Körpers hat.

Eine ausführliche Darstellung all dieser Punkte findet sich in dem Buch „Vitamin D – Unser Sonnenhormon und der Schlüssel zur Prävention", das Autor Jörg Spitz bereits im vergangenen Jahr herausgegeben hat. Die Lektüre können wir nur empfehlen!

Aber auch für die Leser des vorliegenden Buches, die primär am Tumorgeschehen interessiert sind, ist es wichtig, über die zusätzlichen Eigenschaften des Sonnenhormons einen Überblick zu bekommen. Nur so können sie das gesamte Ausmaß der Bedeutung von Vitamin D für ihre Gesundheit erkennen.

Gleichzeitig dient die Vorstellung der allgemeinen Aspekte von Vitamin D an dieser Stelle der Vorbereitung der nachfolgenden Kapitel, in denen wir die Bedeutung weiterer wichtiger Faktoren des Lebensstils für das Tumorgeschehen besprechen wollen. Das Stichwort dazu lautet „ganzheitliche Gesundheitsvorsorge" oder „integrale Prävention", deren Grundlagen von Jörg Spitz in den letzten Jahren erarbeitet wurden.

Doch zunächst zu den zusätzlichen positiven Aspekten von Vitamin D. Im Bereich der Herz-Kreislauf-Erkrankungen, die bekanntlich die führende Todesursache in allen Industrieländern, aber zunehmend auch in den so genannten Schwellenländern sind, wurden folgende Eigenschaften nachgewiesen:

Ein ausreichender Vitamin-D-Spiegel senkt den Blutdruck (siehe **Abbildung 29**), verbessert die Funktion der Skelettmuskulatur, verringert das Risiko für Herzinfarkt und die Sterblichkeit nach einem Infarkt sowie das Risiko für die Zuckerkrankheit (Typ 1- und Typ 2-Diabetes).

Als Beispiel für die positiven Effekte des Sonnenhormons bei den zahlreichen Gefäßerkrankungen (Arteriosklerose) möchten wir die Verhinderung der peripheren Verschlusserkrankung (Schaufensterkrankheit) anführen. Im Mittel kommt es bei all diesen Erkrankungen zu einer Erniedrigung des jeweiligen Risikos um etwa 50 Prozent, wenn ein Vitamin-D-Spiegel > 30 ng/ml vorliegt!

Ferner hat Vitamin D eine ausgeprägte Schutzfunktion für die Nervenzellen des Gehirns. Der positive Einfluss wird für folgende Krankheitsbilder beschrieben: Multiple Sklerose (siehe **Abbildung 30**), Schizophrenie und Depression. Für die Multiple Sklerose liegen bereits erfolgreiche Therapieberichte mit Vitamin D vor. Für andere Erkrankungen wie Morbus Parkinson und die Alzheimer-Demenz wird der Einfluss noch diskutiert.

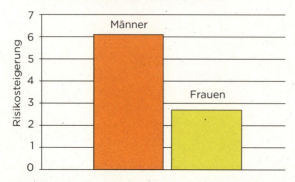

Abb. 29: Darstellung des Risikos, einen Bluthochdruck zu entwickeln, in Abhängigkeit von einem Vitamin-D-Spiegel < 15 ng/ml gegenüber > 30 ng/ml. Für Männer steigt das Risiko für einen Bluthochdruck um den Faktor 6, bei Frauen um den Faktor 2,6! (Zahlen aus Forman et al. in: Hypertension 2007; 49:1063)

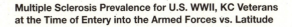

Multiple Sclerosis Prevalence for U.S. WWII, KC Veterans at the Time of Entery into the Armed Forces vs. Latitude

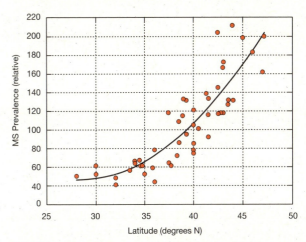

Abb. 30: Abhängigkeit der Entwicklung einer Nervenerkrankung (Multiple Sklerose) bei amerikanischen Rekruten in Abhängigkeit vom Breitengrad des Wohnortes. Bei diesem Beispiel sinkt die Wahrscheinlichkeit einer Erkrankung in den südlichen, sonnenreichen Bundesstaaten der USA auf 25 Prozent im Vergleich zu den nördlichen, sonnenärmeren Bundesstaaten. (Modifizierte Abbildung aus Acheson E. D./ Bachrach C. A. in: American Journal of Hygiene 1960; 72:88)

Ganz wichtig ist die vielschichtige und entscheidende Wirkung von Vitamin D auf das angeborene und auch das erworbene Immunsystem: Es hemmt überschießende und damit für den Körper schädliche Immunreaktionen (zum Beispiel Allergien) und verhindert oder mäßigt dadurch Autoimmunerkrankungen des Darms (Colitis ulcerosa, Morbus Crohn) sowie Diabetes Typ 1 und Multiple Sklerose, die wir auch schon bei den Nervenerkrankungen erwähnt haben. **Tabelle 4** zeigt die zahlreichen Stellen, an denen Vitamin D auf die Immunzellen im Blut einwirkt.

Des Weiteren regt Vitamin D die Produktion von körpereigenen Antibiotika an (Defensine und antimikrobielle Proteine), mit denen eingedrungene Bakterien und Viren bekämpft werden: Dies betrifft sowohl „schwere" Infektionskrankheiten wie die Tuberkulose als auch „banale" virale Infekte der oberen Luftwege sowie die Anfallshäufigkeit bei

Zellart	Botenstoff	Wirkung von Vitamin D
Makrophagen	Interleukin 12	↓
B-Zellen	Interleukin 2	↓
Plasmazellen	Interleukin 6	↓
Th-0 Lymphozyten	Immunglobulin	↓
Th-1 Lymphozyten	Prostaglandin E2	↑
Th-2 Lymphozyten	Interleukin 5	↑
Th-17 Lymphozyten	Interleukin 10	↑
unreife dendritische Zellen	Interleukin 4	↑
reife dendritische Zellen	TGF-β	↑

Tab. 4: Die Tabelle enthält einen Ausschnitt aus dem komplizierten Immunsystem des Körpers. Aufgelistet sind verschiedene Immunzellen im Blut, die für die Abwehr von Eindringlingen (Bakterien, Viren) zuständig sind. Die Pfeile am Ende der Zeile markieren jeweils den Effekt, den Vitamin D auf die Ausschüttung der verschiedenen Botenstoffe dieser Zellen hat. Die Botenstoffe werden benötigt, damit die mit unterschiedlichen Aufgaben betrauten Zellen sich untereinander mit Hilfe dieser Substanzen verständigen können – vergleichbar mit Sprechfunkgeräten bei einem Polizeieinsatz. Fehlt das Sonnenhormon für die korrekte Funktion dieses komplizierten Systems, können sich die Eindringlinge unbemerkt und ungestört vermehren, den Körper überschwemmen und damit einen Infekt auslösen, der den Körper eine ganze Woche beschäftigt – und schwächt. So wie wir das zum Beispiel von einer typischen Grippe her kennen. Ist genügend Vitamin D vorhanden, wird die Invasion im Keim erstickt (im wahrsten Sinn des Wortes!) und die Attacke innerhalb von 48 Stunden beendet. (Modifizierte Darstellung nach Arnson Y. et al. in: Annals of Rheumat. Disease, 2007)

Asthmatikern, die mit erheblichen Konsequenzen für den Alltag verbunden sind.

Auch im Bereich des Skelettsystems, das lange Zeit als exklusiv für die Wirkung von Vitamin D angesehen wurde, haben sich neue Aspekte ergeben: Das Sonnenhormon stärkt nicht nur die Knochen – und das bereits im Mutterleib! –, sondern kräftigt vielmehr auch die Muskulatur (in jedem Alter!) und reduziert das Sturzrisiko und damit das Risiko für Frakturen, insbesondere bei älteren Personen. Dies wiederum erspart

DAS SONNENHORMON

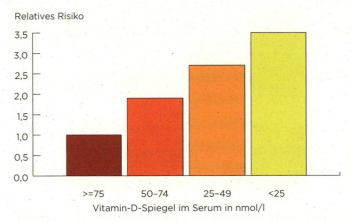

Abb. 31: Risiko für Personen über 65 Jahre, innerhalb der nächsten fünf Jahre in Abhängigkeit vom Vitamin-D-Spiegel in ein Altenheim eingewiesen zu werden. (Zahlen aus Visser M. in: American Journal of Clinical Nutrition 2006; 84:671)

manch einem älteren Menschen, frühzeitig in ein Heim gehen zu müssen (siehe **Abbildung 31**).

Damit wollen wir es genug sein lassen, obwohl wir die Aufzählung der positiven Eigenschaften von Vitamin D noch eine ganze Weile fortsetzen könnten. Wesentlicher für das Ziel dieses Buches – die Vermittlung von Hilfe zur Selbsthilfe – ist es, nun auch auf weitere Faktoren des Lebensstils und ihre positive Bedeutung für das Tumorgeschehen einzugehen.

Allerdings fehlt an dieser Stelle noch ein kleines, aber wichtiges Kapitel! Wir haben zwar in den zurückliegenden Kapiteln immer wieder praktische Hinweise zur Versorgung mit Vitamin D gegeben; dennoch wissen wir aus der Erfahrung unserer Vortragstätigkeit, dass es wichtig ist, eine klare und für Laien verständliche „Gebrauchsanweisung" für die richtige Nutzung von Vitamin D zu geben. Dies werden wir im folgenden Kapitel tun, damit es nach der Lektüre des Buches nicht heißt: Woher nehmen und nicht stehlen?

TEIL III: VITAMIN D – SCHLÜSSEL ZUR PRÄVENTION

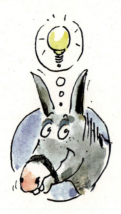

Was unser Eselchen in diesem Kapitel lernen konnte:
Die Eigenschaften von Vitamin D betreffen nicht nur die positive Wirkung bezogen auf bösartige Tumore, sondern auch zahlreiche andere chronische Erkrankungen: Verbesserung der Funktion von Herz- und Skelettmuskulatur, Verringerung des Risikos für Zucker- und Gefäßerkrankungen einschließlich der Sterblichkeit, Regulierung des angeborenen und des erworbenen Immunsystems, Schutz vor Nervenkrankheiten und noch vieles andere mehr.

UND WOHER BEKOMME ICH NUN GENÜGEND VITAMIN D?

In diesem Kapitel wollen wir uns damit beschäftigen, auf welche Weise wir unserem Körper die Menge an Sonnenhormon zukommen lassen können, die er benötigt, um gesund zu bleiben beziehungsweise zu werden. Grundsätzlich gibt es vier Möglichkeiten, sich mit Vitamin D zu versorgen (siehe **Tabelle 5**).

Vitamin D – woher nehmen?
1. Mit der Nahrung
2. Mithilfe der Urkraft der Sonne
3. Mithilfe einer künstlichen Sonne (Solarium)
4. Mithilfe von künstlich hergestelltem Sonnenhormon

Tab. 5: Unterschiedliche Quellen für Vitamin D.

Beginnen wir mit der **Nahrung**. Dabei sollten wir uns daran erinnern, dass Vitamin D ein Hormon und eigentlich gar kein Vitamin ist. So fällt es uns leicht zu verstehen, dass es sehr schwierig ist, sich mithilfe der Nahrung ausreichend Vitamin D zu beschaffen (siehe **Tabelle 6**).

Lediglich Lebertran enthält wirklich nennenswerte Mengen an Vitamin D. Aber auch von diesem konzentrierten Fischleberprodukt sind bereits drei bis vier Esslöffel täglich erforderlich, um die gesamte benötigte Menge an Vitamin D aufzunehmen. Keine wirklich attraktive Aussicht!

Hinzu kommen Stimmen, die vor einer zu reichlichen Zufuhr von Vitamin A durch den Lebertran warnen. Vitamin A ist im Körper nicht nur ein Gegenspieler von Vitamin D, sondern wirkt in größeren Mengen auch toxisch für den Menschen. Üblicherweise wird nur eine Vorstufe dieses Vitamins (β-Karotin) mit der pflanzlichen Nahrung aufgenommen und davon nur so viel in Vitamin A umgewandelt, wie der Körper gerade benötigt.

Doch zurück zu Vitamin D in Nahrungsmitteln. Natürlich enthalten Kaltwasserfische wie der Lachs ebenfalls Vitamin D. Wollten wir damit jedoch unseren Bedarf decken, müssten wir regelmäßig täglich zwei bis drei 100 g-Portionen davon essen! Die meisten Menschen hingegen schaffen nicht einmal zwei Portionen Fisch in der Woche, um damit wenigstens genügend ebenfalls lebenswichtige Omega-3-Fettsäuren zu bekommen. Aber selbst mit den zwei bis drei Portionen von irgendeinem Fisch ist es nicht getan, da zahlreiche Fischsorten deutlich weniger Vitamin D enthalten als der Wildlachs.

Womit wir beim nächsten Stichwort sind: Wildlachs oder Zuchtlachs, das ist die Frage. Nun, der Zuchtlachs enthält durch die Art seiner Aufzucht nicht nur unnötige Mengen Omega-6-Fettsäuren, die Gegenspieler der selteneren Omega-3-Fettsäuren, sondern auch weniger Vitamin D!

Nahrungsmittel	Vitamin-D-Gehalt
Lebertran	1.280 IE
Lachs	624 IE
Sardine	440 IE
Tunfisch	236 IE
Orangensaft (angereichert)	57 IE
Eier	52 IE
Rinderleber	46 IE
Schweizer Käse	20 IE
Cheeseburger	12 IE

Tab. 6: Vitamin-D-Gehalt in verschiedenen Nahrungsmitteln (jeweils als internationale Einheiten IE bezogen auf 100 g).

Alles, was dann üblicherweise noch aufgezählt wird (siehe Tabelle 6), wie Milch und Eier, kann man gleich vergessen, da die darin enthaltenen Mengen minimal sind. Als Beispiel mögen die Eier dienen, die pro 100 g lediglich 1,3 µg Vitamin D enthalten. Da müsste man dann schon mindestens 50 Eier pro Tag essen, um sich einigermaßen mit dem Sonnenhormon zu versorgen.

Bei den immer wieder genannten Pilzen ist anzumerken, dass Pflanzen und Pilze in der Regel kein Vitamin D bilden (Cholecalciferol), son-

UND WOHER BEKOMME ICH NUN GENÜGEND VITAMIN D?

dern eine andere Vorstufe (Ergocalciferol), die dann jedoch ebenfalls in der Leber weiter verarbeitet werden kann.

Die Nahrung kann folglich nur einen kleinen Beitrag dazu leisten, uns ausreichend mit Vitamin D zu versorgen.

Eigentliche Quelle für das Sonnenhormon ist und bleibt **unsere Haut** – wenn sie denn der UV-B-Strahlung ausgesetzt wird. Dabei ist es der Haut zunächst einmal gleichgültig, ob diese spezielle UV-Bestrahlung von der Sonne oder aus einer künstlichen Quelle stammt. Wichtiger ist, dass wir regelmäßig eine genügend große Hautfläche (siehe **Abbildung 32**) ausreichend lange mit einer hinreichend starken UV-B-Quelle bestrahlen. Und da liegt leider der Hund begraben, auch wenn Experten, wie Professor Michael Hollick aus den USA, ein umfangreiches Tabellenwerk geschaffen haben, welcher Mensch mit welchem Hauttyp an welchem Breitengrad zu welcher Jahreszeit wie lange in der Sonne bleiben soll und darf – ganz schön kompliziert (siehe Literaturverzeichnis in Anhang III).

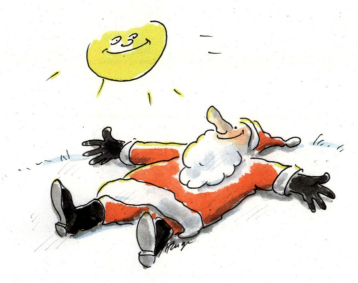

Abb. 32: Auch der Weihnachtsmann wird lernen müssen, dass die Vitamin-D-Produktion nur unter bestimmten Voraussetzungen funktioniert! (Zeichnung: Peter Ruge)

Wenn wir uns bei den Überlegungen auf Deutschland beschränken, wird es etwas einfacher, da wir dann den Breitengrad außer Acht lassen können. Als Daumenregel wird daher meist empfohlen – und dieser Regel möchten wir uns anschließen –, drei- bis viermal pro Woche möglichst in der Mittagszeit das Gesicht, die Hände und die Arme für etwa 15 Minuten der Sonne auszusetzen – wenn sie denn scheint!

Natürlich produziert die Haut auch dann Vitamin D, wenn ein Teil der UV-B-Strahlung durch Wolken verschluckt wird. Allerdings müssen wir dann länger draußen bleiben – je nach Wolkendicke! Und schon geht das Rätselraten los, ob die einzelne Sitzung ausreichend war oder nicht. Und was ist, wenn es zu kühl ist, die Blusen- oder Hemdärmel hochzukrempeln? Am Wochenende einfach das Versäumte nachzuholen und länger in der Sonne zu bleiben, ist nicht immer ratsam, da sich je nach Hauttyp (siehe **Tabelle 7**) bereits nach 20 bis 30 Minuten die Haut zu röten beginnt und ein Sonnenbrand droht. Andererseits ist zwischen November und März die Sonne in unseren Breiten ohnehin zu schwach, um Vitamin D in der Haut zu bilden (siehe **Abbildung 33**)!

Unterschiedliche Hauttypen

Hauttyp 1: Bekommt fast immer einen Sonnenbrand, wird so gut wie nie braun, weiße Haut mit Sommersprossen und rote oder blonde Haare
Hauttyp 2: Bekommt schnell einen Sonnenbrand, wird kaum braun, helle Haut (typisch: Skandinavier)
Hauttyp 3: Bekommt gelegentlich einen Sonnenbrand, bräunt langsam (Mittelmeerbewohner)
Hauttyp 4: Bekommt selten einen Sonnenbrand und bräunt leicht und gut (Menschen aus Ostasien, einige Inder und Pakistani)
Hauttyp 5: Bekommt so gut wie nie einen Sonnenbrand, bräunt gut und hat eine mittel bis dunkel pigmentierte Haut (Menschen aus Afrika, Südostasien, einige Inder und Pakistani)
Hauttyp 6: Bekommt nie einen Sonnenbrand, bräunt tief braun/schwarz (Menschen mit blau-schwarzer Haut aus Afrika oder dunkelhäutige Asiaten wie die Tamilen)

Tab. 7: Die Hauttypen mit ihren unterschiedlichen Eigenschaften.

UND WOHER BEKOMME ICH NUN GENÜGEND VITAMIN D?

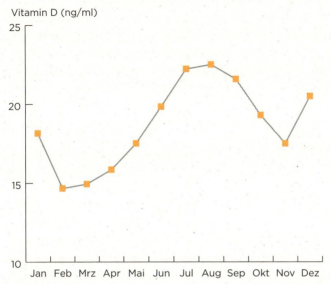

Abb. 33: Abhängigkeit der Vitamin-D-Versorgung der Menschen in Deutschland von der Jahreszeit. Dargestellt sind jeweils die monatlichen Mittelwerte mehrerer Hundert Blutproben eines Einsendelabors. Am Ende des Sommers (August) finden sich die höchsten, am Ende des Winters die niedrigsten Mittelwerte. Der kleine „Zwischengipfel" im Dezember/Januar dürfte ein Hinweis auf die Reiselust der Deutschen sein, in der dunklen Jahreszeit den Urlaub zum Jahreswechsel im sonnigen Süden zu verbringen. (Quelle: noch nicht veröffentlichte Daten von Prof. Spitz)

Die lockere Art, mit dem Problem der Vitamin-D-Bildung durch Sonne umzugehen, erinnert fatal an die Empfehlung, fünf Portionen Gemüse und Obst am Tag zu verzehren. Das klingt zunächst auch nicht besonders schwierig – ist es jedoch für mindestens 70 bis 80 Prozent der Bevölkerung, wie die einschlägigen Studien belegen! Nicht anders geht es den Menschen mit der Sonnenexposition.

Wir möchten daher mit allem Vorbehalt prophezeien: Der Mehrheit der deutschen, österreichischen und schweizerischen Bevölkerung wird es nicht gelingen, sich auf diese Weise genügend Sonnenhormon zu verschaffen.

Es gibt somit genügend Gründe, sich nach Alternativen umzuschauen. Eine solche Alternative ist die künstliche Sonne, das Solarium. Sie benutzt zwar ebenfalls eine energiereiche UV-Strahlung, diese jedoch

TEIL III: VITAMIN D – SCHLÜSSEL ZUR PRÄVENTION

Was macht einen Vitamin-D-Mangel wahrscheinlich?

- Wohnort weit vom Äquator entfernt (z. B. 50. Breitengrad)
- Dunkler Hauttyp
- Niedriger Sonnenstand (z. B. Winter)
- Verhüllende Kleidung (egal, ob religiös oder modisch bedingt)
- Sonnencreme
- Aufenthalt in Gebäuden oder Fahrzeugen
- Übergewicht
- Höheres Alter

Tab. 8: Faktoren, die das Risiko erhöhen, einen Vitamin-D-Mangel zu entwickeln.

in einer individuell dosierbaren Form – zumindest wenn man die in professionellen Bräunungsstudios verwendeten Geräte der neuesten Generation mit entsprechenden Sicherheitsstandards benutzt.

Hier werden mithilfe eines Sensors der Hauttyp und der vorhandene Pigmentgehalt in der Haut gemessen. Daraus lässt sich unter Berücksichtigung eines Sicherheitsabschlags berechnen, wie lange die jeweilige Person das Gerät benutzen kann, ohne einen Sonnenbrand zu bekommen. Denn das ist und bleibt ein Risikofaktor für die Entstehung eines bösartigen Hauttumors.

Wer jedoch durch die Medien oder seinen betreuenden Arzt und trotz der entsprechenden Kapitel in unserem Buch zu sehr verunsichert ist, was die Belastbarkeit seiner Haut angeht, und lieber keine natürliche oder künstliche Sonne an seinen Körper lässt, dem bleibt pharmazeu-

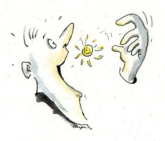

Abb. 34: Wer sich die Produktion von Vitamin D mithilfe der UV-B-Strahlen in der eigenen Haut nicht zutraut, dem bleibt noch pharmazeutisch hergestelltes Vitamin D als bewährte Quelle. (Zeichnung: Peter Ruge)

UND WOHER BEKOMME ICH NUN GENÜGEND VITAMIN D?

tisch hergestelltes Vitamin D (siehe **Abbildung 34**). Dieses Vorgehen hat sich seit mehreren Jahrzehnten bei uns in Deutschland, Österreich und der Schweiz zur Vorbeugung gegen die Rachitis bei Säuglingen bewährt.

Entsprechende Präparate sind praktisch ohne wesentliche Qualitätsunterschiede in der Apotheke erhältlich (siehe Anhang II). Sie unterscheiden sich allerdings im Vitamin-D-Gehalt und in verschiedenen Zusatzstoffen – wie Kalzium oder gar Fluor. Von Letzterem raten wir ab, da Fluor nicht in den menschlichen Körper gehört. Es kommt dort von Natur aus nicht vor und wird entsprechend auch nicht benötigt!

Dies gilt auch für unsere Zähne, denen eine gesunde Ernährung und Vitamin D wesentlich mehr nützen als eine mit Fluor lackierte Oberfläche! Mehr zu diesem Thema findet sich in einem Buch, das Weston A. Price, Präsident der amerikanischen Zahnärztegesellschaft, bereits vor 80 Jahren geschrieben hat und dessen Inhalt immer noch hochaktuell ist (siehe Literaturliste in Anhang III).

Aber auch Kalziumzusätze bei Vitamin-D-Präparaten sehen wir als kritisch an. Diese Kombinationspräparate wurden in relativ niedriger Dosierung für ältere Menschen mit Osteoporose entwickelt. Um genügend Vitamin D zu bekommen, müsste man täglich mehrere Tabletten des niedrig dosierten Kombipräparates zu sich nehmen. Man erhält dann zu viel Kalzium, das der Körper nicht braucht und das ihm sogar Schaden zufügen kann.

Tabelle 9 zeigt, wie man die Vitamin-D-Einnahmemengen berechnet, die der Körper zum Ausgleich eines Mangels benötigt. Die nachfolgenden Beispiele dienen der Verdeutlichung:

Ein Mensch mit 70 kg Körpergewicht lässt von seinem Hausarzt den Vitamin-D-Spiegel bestimmen. Es stellt sich heraus, dass dieser nur bei 15 ng/ml liegt. Um einen ausreichenden Spiegel von 40 ng/ml zu erreichen, muss er somit den Spiegel um 25 ng/ml anheben. Dies kann er auf zwei unterschiedliche Weisen tun.

1. Klassische Vorgehensweise mit einer gleichmäßig niedrigen Dosis: Basis der Berechnung ist die Erfahrung, dass 160 IE Vitamin-D-Zufuhr nach mehreren Monaten zu einer Erhöhung des Blutspiegels um 1 ng/ml führt. Für die geplante Anhebung um 25 ng/ml werden

TEIL III: VITAMIN D – SCHLÜSSEL ZUR PRÄVENTION

I Dauertherapie (Zielspiegel wird erst nach Monaten erreicht)	
4,0 µg/Tag führen nach einigen Monaten zu einer Erhöhung im Blut von etwa	1 ng/ml
4,0 µg/Tag entsprechen einer Einnahme von	160 IE/Tag
Berechnungsformel: Zielwert (zum Beispiel 40 ng/ml) minus Ausgangswert im Blut in ng/ml = zusätzlicher Bedarf in ng/ml Bedarf in ng/ml x 160 IE = erforderliche Dosis in IE/Tag/70 kg Körpergewicht	
II Kurzfristige Aufsättigung (Zielspiegel in wenigen Wochen)	
10.000 IE einmalig erhöhen den Blutspiegel um	1 ng/ml
Berechnungsformel: Zielwert (zum Beispiel 40 ng/ml) minus Ausgangswert im Blut in ng/ml = zusätzlicher Bedarf in ng/ml Die ermittelte Menge (zum Beispiel 20 ng/ml = 200.000 IE) kann in 2–3 Portionen innerhalb von 14 Tagen verabreicht werden.	
Korrektur für Körpergewicht (noch Arbeitshypothese):	
Individuelles Gewicht geteilt durch 70 kg = Korrekturfaktor Individuelle Dosis = erforderliche Dosis mal Korrekturfaktor	

Tab. 9: Berechnung der zum Ausgleich eines Vitamin-D-Mangels benötigten Mengen an künstlich hergestelltem Sonnenhormon.

somit 25 x 160 IE benötigt. Daraus ergibt sich die Einnahme von 4.000 IE täglich.

2. Die neu entwickelte kurzfristige Auffüllung der leeren Vitamin-D-Speicher: Hier gilt die Regel, dass die einmalige Gabe von 10.000 IE zu einer Erhöhung des Blutspiegels um 1 ng/ml führt. Für die Anhebung um 25 ng/ml werden daher 250.000 IE benötigt. Diese Dosis lässt sich problemlos innerhalb von ein bis zwei Wochen verabreichen, sofern man über ein entsprechend hoch dosiertes Präparat verfügt.

Da das Sonnenhormon fettlöslich ist, wird es nämlich im Fettgewebe gespeichert, wenn man mehr als die Tagesdosis von etwa 4.000 IE pro

UND WOHER BEKOMME ICH NUN GENÜGEND VITAMIN D?

70 kg Körpergewicht zuführt. Das bedeutet auch für die regelmäßige Zufuhr: Man kann auch einmal in der Woche etwa 30.000 IE einnehmen, um sich ausreichend zu versorgen, wenn einem sonst keine anderen Quellen zur Verfügung stehen.

Selbst mit 120.000 Einheiten einmal im Monat funktioniert das System noch recht gut. Allerdings ist es Unfug, einen ganzen Jahresbedarf auf einmal zuzuführen, wie dies kürzlich in einer Studie versucht wurde und prompt Probleme bei den Patienten auslöste. Andererseits verschwinden offensichtlich große Mengen an Vitamin D bei übergewichtigen Menschen in den vergrößerten Fettdepots, sodass sie auch größere Mengen zur Erzielung eines ausreichenden Spiegels benötigen.

Angesichts der langjährigen Erfahrung in der Verabreichung von künstlichem Vitamin D sind viele Fragen in diesem Zusammenhang bereits beantwortet. Die Grundregeln haben wir in **Tabelle 9** zusammengestellt. Allerdings können wir bislang nicht exakt vorhersagen, welche Dosis bei einem bestimmten Menschen letztendlich zu welchem Blutspiegel führt. Leider haben wir – anders als die Eidechsen – kein Gespür dafür, wie hoch unser Vitamin-D-Spiegel im Blut ist. Und frühzeitige Symptome, die auf einen Mangel hindeuten, gibt es leider auch nicht.

Daher ist es sinnvoll, zweimal im Jahr seine Vitamin-D-Vorräte im Körper bestimmen zu lassen. Dies geht sehr einfach mit einer Blutprobe aus der Vene, die in jeder Arztpraxis vorgenommen werden kann. Die Blutprobe wird dann wie üblich in ein Labor geschickt, das dem Arzt den gemessenen Wert mitteilt. Da es sich um eine Vorsorgemaßnahme handelt, werden die Untersuchungskosten in Höhe von etwa 30 Euro in der Regel allerdings nicht von der Krankenkasse übernommen.

In den USA gibt es inzwischen einen Vitamin-D-Test, für den man nicht zum Arzt gehen muss. Er funktioniert mit einem kleinen Bluttropfen aus der Fingerbeere. Die Probe muss allerdings anders als bei der Blutzuckerbestimmung in ein Speziallabor eingeschickt werden. Von dort erhält man dann einen Ergebnisbericht. Wer des Englischen mächtig ist, kann sich über die Einzelheiten im Internet informieren (www.grassrootshealth.org).

Hier bei uns ist es für die besprochene Fragestellung ausreichend, nur die inaktive Vorstufe (25-OH-Vitamin D) bestimmen zu lassen. Die

Bestimmung der aktiven Form (1,25-OH-Vitamin D) ist nicht sinnvoll, da sie doppelt so viel kostet und das Ergebnis eher zu Verwirrungen bei der Interpretation führt, statt Nutzen zu bringen!

Als Bestimmungszeitpunkt empfehlen wir das Frühjahr, um zu prüfen, wie man durch den Winter gekommen ist, und den Herbst, um zu sehen, was man im Sommer geschafft hat (siehe **Abbildung 33**). Anhand der Messwerte lässt sich dann überlegen, welche zusätzlichen Maßnahmen sinnvoll sind, um dauerhaft einen ausreichenden Vitamin-D-Spiegel sicherzustellen.

Damit jedoch nicht der Eindruck entsteht, dass – etwas platt formuliert – mit ein paar tausend Einheiten Vitamin D alle Probleme des Körpers gelöst werden können, wollen wir in diesem dritten Teil unseres Buches über den Tellerrand schauen. Dazu werden wir die neuen Erkenntnisse über das Sonnenhormon in den großen Rahmen von weiteren Vorsorgemaßnahmen einordnen und daraus Regeln und Konsequenzen für das tägliche Leben ableiten.

Im nächsten Kapitel werden wir jedoch erst einmal die recht bittere Bestandsaufnahme weiterer Defizite unseres Lebensstils vornehmen!

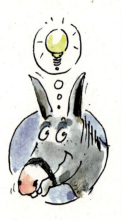

Was unser Eselchen in diesem Kapitel lernen konnte:
Niemand muss an Vitamin-D-Mangel leiden! Es gibt vier verschiedene Quellen, dem Körper Vitamin D zuzuführen: die Nahrung, die Haut mithilfe künstlicher oder natürlicher UV-Strahlung und künstlich hergestelltes Vitamin D. Die wichtigste und artgerechte Quelle ist die Haut mithilfe der Sonnenstrahlen. Wer dies nicht mag oder es damit alleine nicht schafft, der kann auf die anderen Quellen nach persönlichem Belieben zurückgreifen. Dabei empfiehlt es sich, zweimal im Jahr zu messen, ob die ausgewählten Maßnahmen den gewünschten Erfolg haben.

DAS DEFIZITSYNDROM – ODER: WAS KREBSZELLEN SONST NOCH ALLES NICHT MÖGEN!

In den zurückliegenden Kapiteln konnten wir von den umfangreichen Erfahrungen mit dem Sonnenhormon in den ökologischen Studien von William B. Grant profitieren. In den nächsten Kapiteln greifen wir auf die Kenntnisse von Jörg Spitz zurück. Er hat auf der Basis seines Wissens in der Nuklearmedizin über die molekularbiologischen Vorgänge im Körper ein besonderes Verständnis für die Entstehung der chronischen Krankheiten entwickelt.

Dies wiederum ist die Basis für seine Überlegungen zur ganzheitlichen Gesundheitsvorsorge (integrale Prävention), die wir unseren Lesern zum Abschluss dieses Buches näherbringen wollen. Denn was hilft all das theoretische Wissen über das Krebsgeschehen, wenn es nicht dazu genutzt wird, praktikable Lösungsansätze für den Alltag zu entwickeln?

Aber zunächst müssen wir Ihnen nochmals mit ein wenig zusätzlicher Theorie den Einstieg in das vielschichtige Thema erleichtern: Was versteht man denn überhaupt unter Gesundheit? Der Begriff wurde im Lauf der Zeit immer wieder unterschiedlich definiert. Die letzte Definition der Weltgesundheitsorganisation (WHO) lautet: Gesundheit ist ein Zustand vollständigen körperlichen, geistigen und sozialen Wohlbefindens, der sich nicht nur durch die Abwesenheit von Krankheit und Behinderung auszeichnet und als ein wesentlicher Bestandteil des alltäglichen Lebens angesehen wird.

Aufgrund unserer intensiven wissenschaftlichen Beschäftigung mit dem Thema Gesundheitsvorsorge möchten wir noch folgenden Zusatz vorschlagen: „Zur Gesundheit und Gesunderhaltung des Körpers gehört der Vollbesitz der artgerechten Voraussetzungen (Ressourcen) im direkten persönlichen Umfeld, jedoch auch in den gesellschaftlichen Strukturen. Diese Ressourcen sind die unverzichtbare Basis für die Sicherstellung und den Erhalt aller ursprünglichen Körperfunktionen im Rahmen eines artgerechten Lebens!"

Außer dem Vitamin-D-Mangel gibt es nämlich zahlreiche weitere Mängel (Defizite), die durch den nicht mehr artgerechten Lebensstil in unserer industrialisierten Gesellschaft entstanden sind (siehe **Tabelle 10**). Ganz wichtig dabei ist auch die Erkenntnis, dass diese Defizite als Folge einer allgemeinen gesellschaftlichen Entwicklung jeweils den größten Teil der Bevölkerung betreffen (je nach Studie 70 bis 90 Prozent).

Defizite im Lebensstil, bedingt durch den technischen Fortschritt

Bereich	Fortschritt	Verlust	Betroffen
Bewegung	Fahrzeuge	körperliche Aktivität	Muskel, Gehirn
Ernährung	industrielle Fertigung	Mikronährstoffe	gesamter Körper
Licht/Sonne	künstliches Licht	UV-B-Strahlung	gesamter Körper
Wasser	künstliche Getränke	natürliches Wasser	gesamter Körper
sozialer Bezug	Sozialgesetzgebung	Gemeinschaft	gesamter Körper
persönliche Kommunikation	technische Kommunikation	Singen; Musik; Gespräche	Gehirn; Psyche
ethische Werte	gesetzliches Regelwerk	persönliche Werteskala	Gehirn; Psyche
sinnvolle Tätigkeit	Hartz IV	Arbeitsplatz	Gehirn; Psyche

Tab. 10: Zusammenfassende Darstellung der Defizite und ihrer fatalen Folgen für den Körper. Bezeichnenderweise finden sich in der unteren Hälfte der Tabelle lauter Defizite, die nicht materieller, sondern geistiger Natur sind.

Ferner bezieht sich die eine Hälfte dieser Defizite auf körperliche, die andere auf geistige Aspekte. Aufgrund der Fortschritte in der Gehirnforschung wissen wir inzwischen, wie eng die Tätigkeit des Gehirns und damit auch psychische Aspekte mit den übrigen Körperfunktionen verknüpft sind. Da wundert es nicht mehr, wenn der Geist krank wird, weil dem Körper etwas fehlt und umgekehrt.

Für viele der in der Tabelle gelisteten Faktoren gibt es bereits gute Belege, dass jeder Einzelne nicht nur auf die eigene Gesundheit, sondern auch und gerade auf das Krebsgeschehen einen positiven Einfluss hat.

Die Bedeutung dieser Defizitfaktoren geht jedoch weit über die Wirkung bei der Entstehung und Verbreitung von Krebs im Körper hinaus und betrifft die Entstehung fast aller chronischen Krankheiten. Natürlich können wir nicht alle diese Punkte hier genauso eingehend besprechen, wie wir das für den Vitamin-D-Mangel bei Krebs getan haben, sondern werden dies zu einem späteren Zeitpunkt mit Unterstützung des Verlages hoffentlich jeweils in einem eigenen Buch zu weiteren Krankheiten nachholen können.

Es ist jedoch wichtig, dass sich unsere Leser dieser zahlreichen zusätzlichen Defizitmöglichkeiten bewusst werden und sich mit dem ganzheitlichen Aspekt in der Gesundheitsvorsorge konkret auseinandersetzen. Eine kleine Hilfe dazu wird im Kapitel „Risikoanalyse und persönliche Konsequenzen" in der Form eines Fragebogens zum individuellen Lebensstil angeboten.

Jedes dieser Defizite alleine belastet bereits den gesamten Körper bei der Aufrechterhaltung der verschiedenen Funktionen seiner Organe. Je nachdem, wie ausgeprägt ein einzelnes Defizit ist, kann es sogar alleine Krankheitssymptome auslösen.

Mehrere Defizite zusammen führen jedoch zu einem deutlich gesteigerten Risiko, eine der zahlreichen chronischen Erkrankungen zu entwickeln. Diese fatale **Multiplikation** der Folgen der Defizite und Schadfaktoren wurde bereits vor einigen Jahren in der internationalen „Interheart-Studie" über die Entstehung des Herzinfarktes dokumentiert (siehe **Abbildung 35**).

Nahezu 30.000 Menschen aus der ganzen Welt, die zuvor einen Herzinfarkt erlitten hatten, wurden auf ihre Risikofaktoren untersucht. Dabei fanden sich neun Risikofaktoren, die in allen Ländern identisch waren, ganz gleich, ob der Patient in Japan, Australien, Europa oder Nordamerika lebte – also unabhängig von seinen Genen!

Wie bereits gesagt, ist jedes einzelne Defizit für den Körper schon bitter genug. Dank seiner enormen Kompensationsfähigkeit kann er jedoch manchen Verlust oder schädlichen Einfluss über lange Zeit aus-

TEIL III: VITAMIN D – SCHLÜSSEL ZUR PRÄVENTION

Interheart-Studie
Effekt veränderbarer Risikofaktoren auf das Infarktgeschehen

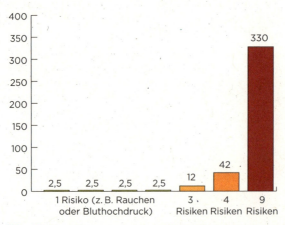

Abb. 35: Darstellung der enormen Risikosteigerung, einen Herzinfarkt zu erleiden, falls mehrere Risikofaktoren vorliegen. Einzelne Faktoren wie Rauchen oder Bluthochdruck erhöhen das Risiko jeweils um das Zwei- bis Dreifache. Mehrere gleichzeitig vorliegende Risikofaktoren vervielfachen jedoch das Gesamtrisiko, sodass sich bei Vorliegen aller neun in der Studie geprüften Risiken eine Steigerung um den schwindelerregenden Faktor 330 ergibt! (Zahlen aus Yusuf S. et al. in: Lancet 2004; 364:937)

gleichen – manchmal sogar jahrzehntelang –, bis der Mensch subjektiv krank wird, indem er ein Symptom bei sich entdeckt.

Dieses Symptom ist jedoch regelmäßig nur die Spitze des Eisbergs der Funktionsstörung (Krankheit). Der größere Teil – beim Eisberg sind sechs Siebtel unter Wasser – ist jedoch nicht sichtbar und betrifft regelmäßig den gesamten Körper! Wenn sich die Therapie nun auf die Behandlung des Symptoms beschränkt, sind alle Bemühungen, eine Heilung herbeizuführen, von vornherein zum Scheitern verurteilt – auch wenn das Verschwinden des Symptoms zunächst den Eindruck einer Heilung vortäuscht!

Nur solche Maßnahmen sind dauerhaft erfolgreich, die die Ursache der Funktionsstörung beseitigen und damit dem Übel an die Wurzel gehen! Gerade bei den chronischen Krankheiten sind diese Ursachen jedoch fast immer Defizite im Lebensstil, die den Körper so lange

DAS DEFIZITSYNDROM

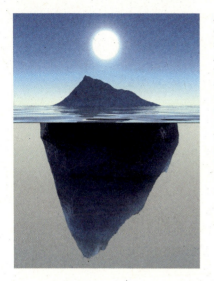

Abb. 36: Der Unterschied zwischen dem offensichtlichen Krankheitsgeschehen (Symptom) und der wahren Ausdehnung der Erkrankung im Körper wird beim Vergleich mit dem Eisberg deutlich: Ein Siebtel ist über Wasser und sechs Siebtel liegen unter der Oberfläche. Letztere sind weit gefährlicher als die sichtbare Spitze: Das Schiff Titanic ist nicht an der Spitze des Eisbergs hängen geblieben, sondern hat sich unter Wasser den Rumpf am Eis aufgerissen! (Foto: © iStockphoto.com/pated)

schwächen, bis der Stoffwechsel an einer Schwachstelle endgültig entgleist und mit Krankheitssymptomen reagiert.

Zum besseren Verständnis der Wirkungsweise der Defizite wollen wir einen Vergleich aus dem täglichen Leben anführen. Die Situation im Körper lässt sich mit dem Bau eines Hauses vergleichen: Hier genügt es nicht, neben vielen einzelnen Einrichtungsgegenständen große Mengen an Steinen und Sand zur Verfügung zu haben, sondern man benötigt auch ausreichend große Mengen an Zement, um einen dauerhaft haltbaren Mörtel herzustellen.

Wird der Mörtel mit zu wenig Zement angemischt, betreibt man Pfusch am Bau. Der Mörtel wird zwar hart, aber nicht widerstandsfähig genug, um der täglichen Belastung auf Dauer standzuhalten. Der Absturz zum Beispiel eines Balkons ist vorprogrammiert – auch wenn es unter Umständen 20 Jahre dauert, bis dies passiert. Genauso betreiben wir Pfusch am Körper, wenn wir ihm die benötigten Materialien nicht in ausreichender Menge liefern.

Wichtig bei diesem Vergleich ist auch die Erkenntnis, dass der nach 20 Jahren herabstürzende Balkon nicht ein isoliertes Ereignis ist, sondern ein Symptom für den Zustand des Betons im **gesamten Haus** darstellt! Es wird also nicht bei dem Absturz des Balkons bleiben, sondern nach und nach werden weitere Schäden auch an anderen Gebäudeteilen sichtbar. Die gleichen Zusammenhänge gelten für den menschlichen Körper.

Wir haben im ersten Teil des Buches bereits darauf hingewiesen, dass man in der Medizin das gleichzeitige Auftreten zweier oder mehrerer chronischer Erkrankungen „Komorbidität" nennt. Häufig wird dann versucht, die eine Erkrankung auf die andere zurückzuführen. Richtig ist jedoch meist, dass beide Erkrankungen die gleiche Ursache haben: Pfusch an unserem Körper durch einen falschen Lebensstil!

Wie bereits gesagt, können wir in dieser Veröffentlichung die komplizierten Zusammenhänge zwischen den einzelnen Defiziten und den Körperfunktionen nicht im Einzelnen darstellen, ohne den Rahmen dieses Buches völlig zu sprengen. In der Wunschliste der Handlungsfelder, die wir Ihnen gern nahelegen würden, finden sich jedoch mindestens vier weitere verloren gegangene Ressourcen, deren Einfluss auf das Krebsgeschehen aktenkundig ist: Sport, Obst und Gemüse, Omega-3-Fettsäuren und Meditation.

Abgesehen von der Meditation finden sich in dem schon erschienenen Buch „Vitamin D" von Jörg Spitz (siehe Literaturliste in Anhang III) unter anderem nähere Angaben, aber auch Kompensationsmöglichkeiten für diese Defizite.

Im nächsten Kapitel werden wir eine der allgemeinen Präventionsregeln vorstellen, die von Jörg Spitz entwickelt wurden. Damit wollen wir die Rahmenbedingungen erläutern, die bei einer erfolgreichen Gesundheitsvorsorge zur Kompensation all dieser Defizite hilfreich sind.

DAS DEFIZITSYNDROM

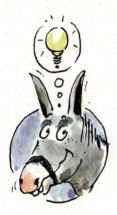

Was unser Eselchen in diesem Kapitel lernen konnte:
Chronische Krankheiten entstehen in der Regel als Folge von Defiziten in unserem nicht mehr artgerechten Lebensstil. Der Mangel an Vitamin D ist nur eines von diesen zahlreichen Defiziten, von denen jeweils die Mehrheit der Bevölkerung in den Industrieländern betroffen ist. Leidet der Körper gleichzeitig unter mehreren Mangelsituationen, erhöht sich das Risiko erheblich, eine chronische Erkrankung zu entwickeln. Diese leider recht verbreitete Tatsache haben wir das „Defizitsyndrom" genannt.

ALLGEMEINE PRÄVENTIONSREGELN

Unter Prävention wird landläufig in der Medizin die Früherkennung insbesondere von bösartigen Erkrankungen verstanden. Dies deckt sich jedoch nicht mit dem eigentlichen Begriffsinhalt: Denn Prävention bedeutet Vorbeugung, das heißt Verhinderung der Entstehung einer Erkrankung.

Wie zahlreiche Beispiele der Vergangenheit und der Gegenwart zeigen, entspricht der erzielte positive Effekt von Früherkennungsmaßnahmen häufig nicht den Erwartungen und steht daher nicht im Verhältnis zu dem betriebenen Aufwand (zum Beispiel PSA-Test und HPV-Test; selbst hinter das mit großem finanziellem Aufwand geförderte Mammografie-Screening machen zahlreiche Wissenschaftler inzwischen ein Fragezeichen).

Wer unsere Ausführungen zu Vitamin D und den übrigen Risikofaktoren für die Entwicklung chronischer Krankheiten verstanden hat, dem fällt es nicht schwer, den Grund für das Versagen dieser Früherkennungsprogramme zu erkennen. Selbst so genannte „Mikro-Karzinome" sind in der Regel über mehrere Jahre hinweg entstanden und haben dabei häufig bereits Metastasen bewirkt.

Ähnliches gilt für die Entstehung anderer chronischer Erkrankungen wie der Zuckererkrankung und der Arteriosklerose. Die Störungen im Funktionsbereich der Zellen haben sich über Jahre hinweg allmählich und weitgehend unbemerkt entwickelt, bis sie eines Tages symptomatisch werden. Das bedeutet nicht, dass dann „alles zu spät" ist. Der Aufwand zur Korrektur ist allerdings deutlich größer als bei einem – lebenslangen – wirklich vorbeugenden Verhalten.

Jeder einzelne Mensch kann und muss daher entscheiden, wann er welchen Aufwand für die Gesundheitsvorsorge betreibt, um sich seine Lebensqualität zu erhalten und die persönlichen Risiken abzusenken.

Dies wird auch in den von Jörg Spitz formulierten allgemeinen Präventionsregeln deutlich, auf die wir jetzt näher eingehen.

Eine der Regeln lautet: Der Aufwand für die Gesundheitsvorsorge lässt sich beschreiben als ein Produkt aus den Faktoren Zeit und Mittel (Letztere können Arbeitsmittel, Werkzeuge oder auch Geld sein).

ALLGEMEINE PRÄVENTIONSREGELN

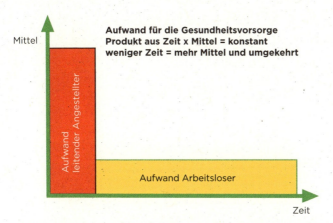

Abb. 37: Unterschiedliche Lösungen für unterschiedliche Bevölkerungsgruppen (Extrembeispiel, Erläuterung siehe Text). (Schaubild: mip-gbr)

Dies bedeutet, man muss entweder mehr Zeit für die Gesundheit aufwenden oder mehr Mittel (Geld) bereitstellen, damit der Aufwand ausreichend groß ist, um den Körper gesund zu erhalten. Sympathisch an diesem Konzept ist, dass (in einem gewissen Rahmen) niemandem im Einzelnen vorgeschrieben wird, was er zu tun hat. Allerdings muss der Gesamtaufwand hinsichtlich eingesetzter Zeit und Mittel – wie bereits gesagt – ausreichend groß sein! Es führen eben viele Wege nach Rom.

Zur Verdeutlichung ein extremes Beispiel (siehe **Abbildung 37**): Der Arbeitslose ohne Geld kann im Sommer im Wald Holz hacken, Nüsse und Pilze sowie Beeren sammeln – alles sehr gesunde Maßnahmen. Dieses Vorgehen kostet nichts außer Zeit, und die hat er ja! Und auch im Winter ist ihm mit den gesammelten Dingen gut gedient.

Der leitende Angestellte mit 60 Stunden Arbeitszeit pro Woche wird andere Wege gehen und zumindest einen Teil des wohlverdienten Geldes (zeitsparend) für hochwertige Nahrung und Bewegung (gegebenenfalls auch als Ergänzungsmaßnahme) aufbringen müssen, damit auch für ihn das Produkt „Vorsorgeaufwand" ausreichend groß ist.

Wenn wir diese grundsätzliche Regel auf unser Sonnenhormon anwenden, ergeben sich folgende Möglichkeiten (siehe **Tabelle 11** und **Abbildung 38**):

Wie komme ich zu einem ausreichenden Vitamin-D-Spiegel?

Die Möglichkeiten:

A. Kein Geld-Einsatz, dafür reichlich Zeit-Einsatz
Zum Beispiel: Drei- bis viermal pro Woche für eine halbe Stunde in die Sonne gehen.

B. Geld-Einsatz, dafür weniger Zeit-Einsatz
Zum Beispiel: Ein- bis zweimal pro Woche für jeweils zehn bis 15 Minuten auf die Sonnenbank legen.

C. Geld-Einsatz, dafür kein Zeit-Einsatz
Zum Beispiel: Einmal am Tag eine Tablette Vitamin D schlucken.

Tab. 11: Unterschiedliche, jedoch gleich wirkungsvolle Maßnahmen, um eine ausreichende Versorgung mit Vitamin D zu erreichen.

Zum Beleg, dass diese Regel auch allgemein gültig und anwendbar ist, wollen wir uns als weiteres Bespiel die Defizite im Obst- und Gemüseverzehr anschauen. Auch hier belegen diverse Untersuchungen, dass die für die Erhaltung der Gesundheit mindestens erforderlichen fünf Portionen pro Tag allenfalls von 15 bis 20 Prozent der Bevölkerung tatsächlich gegessen werden. Es besteht somit für die Mikronährstoffe die gleiche ausgeprägte Mangelsituation mit Ersatzbedarf wie bei unserem Sonnenhormon. Hier bieten sich folgende Lösungen an (**Tabelle 12** und **Abbildung 39**):

Wie komme ich zu einer ausreichenden Versorgung mit Obst und Gemüse?

Die Möglichkeiten:

A. Kein Geld-Einsatz, dafür reichlich Zeit-Einsatz
Zum Beispiel: Anbau im eigenen Garten.

B. Geld-Einsatz, dafür weniger Zeit-Einsatz
Zum Beispiel: Einkauf im Bioladen.

C. Geld-Einsatz, dafür kein Zeit-Einsatz
Zum Beispiel: Nahrungsergänzung mit einem Konzentrat aus Gemüse und Obst.

Tab. 12: Unterschiedliche, jedoch gleich wirkungsvolle Maßnahmen, um eine ausreichende Versorgung mit den Mikronährstoffen aus Gemüse und Obst zu erreichen.

ALLGEMEINE PRÄVENTIONSREGELN

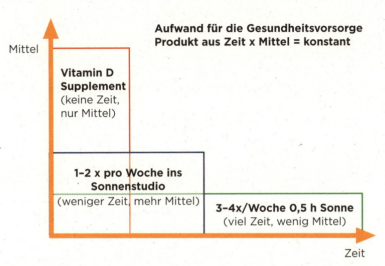

Abb. 38: Anwendung der allgemeinen Präventionsregeln zur Verringerung des Vitamin-D-Mangels mit Darstellung der Maßnahmen aus **Tabelle 11**. Die Größe der Flächen der einzelnen Maßnahmen ist identisch als Ausdruck des gleich großen Aufwandes, der in jedem Fall zu treiben ist. (Schaubild: mip-gbr)

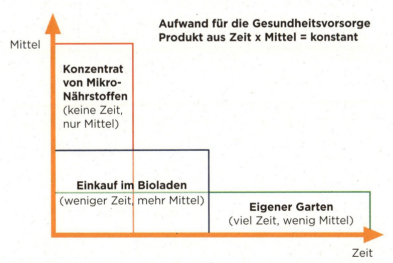

Abb. 39: Anwendung der allgemeinen Präventionsregeln zur Beseitigung der Ernährungsdefizite bei Gemüse und Obst mit Darstellung der Maßnahmen aus **Tabelle 12**. (Schaubild: mip-gbr)

TEIL III: VITAMIN D – SCHLÜSSEL ZUR PRÄVENTION

Wir sind uns selbstverständlich im Klaren darüber, dass solche Ergänzungsmaßnahmen, wie in den beiden Beispielen dargestellt, in „Fachkreisen" derzeit nicht „in" sind und auch nur ein vorübergehender Behelf sein können in einem langfristig angelegten Gesamtkonzept zur Änderung unseres Lebensstils.

Entscheidend für ein Gelingen der Prävention ist jedoch, dass wir den Menschen nicht nur Verhaltensregeln predigen, sondern auch praktikable Lösungsmöglichkeiten anbieten. Die zweitbeste, praktikable Lösung (Nahrungsergänzung, die täglich eingenommen wird) ist besser als die optimale, aber nicht realisierbare Wunschvorstellung (täglich mindestens fünf Portionen reifes Obst und Gemüse essen).

Diese zweitbesten, praktikablen Lösungen sind jedoch größtenteils noch nicht vorhanden, sondern müssen erst im Rahmen der so genannten Verhältnisprävention geschaffen werden. Da dieser Begriff der Verhältnisprävention im Gegensatz zur Verhaltensprävention bislang nur wenigen Menschen bekannt ist, möchten wir den Unterschied näher erläutern.

Verhaltensprävention bedeutet, sich in einer bestimmten Situation so zu verhalten, dass ein Unglück oder eine Krankheit vermieden wird. Dazu bedarf es immer wieder der Anstrengung eines jeden einzelnen Menschen.

Die Verhältnisprävention hingegen ändert grundsätzlich die jeweiligen Umstände, sodass das Unglück oder die Krankheit sich nicht ereignen können beziehungsweise vermieden werden. Der Aufwand des einzelnen Menschen, sein individuelles Verhalten zu verändern, verringert sich dadurch deutlich.

Wie einige erfolgreiche Beispiele zeigen (Deckel auf den Brunnen im Dorf für die spielenden Kinder, Stahlkappen im Schuh für den Metallarbeiter, Leitplanken und Airbags für die Autofahrer), ist Verhältnisprävention immer mit finanziellem Aufwand verbunden, den man jedoch als initiale „Investition" werten muss. **Abbildung 40** zeigt den Rückgang der Todesfälle im deutschen Straßenverkehr. Dies wurde nicht mithilfe einer verbesserten Ausbildung zum Führerschein oder einer Verbesserung des Fahrverhaltens (Verhaltensprävention) erreicht.

Vielmehr erfolgte als Verhältnisprävention eine enorme Investition in den Straßenbau und die Entwicklung der passiven Fahrzeugsicher-

ALLGEMEINE PRÄVENTIONSREGELN

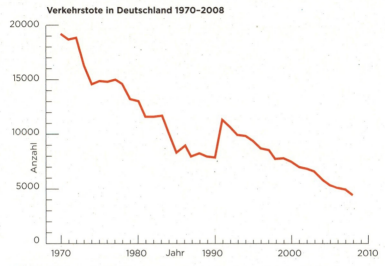

Abb. 40: Effizienz der Verhältnisprävention im Straßenverkehr zur Verhinderung von tödlichen Unfällen. (Quelle: Statistisches Bundesamt)

heit (Leitplanken, Airbag, ABS, ESP und vieles mehr). Die Verringerung der Zahl der Unfalltoten um 80 Prozent innerhalb von weniger als 40 Jahren trotz dramatisch gestiegenen Verkehrsaufkommens verdeutlicht, welchen Effekt die Verhältnisprävention haben kann.

Genau auf eine solche Veränderung der Verhältnisse zielt auch der Slogan der Weltgesundheitsorganisation (WHO) zur Förderung der Bewegung: „Make the healthy choice the easy choice!" („Mach die Entscheidung für ein gesundes Verhalten zu einer leichten Entscheidung!")

Dies bedeutet im Bereich des Defizits an körperlicher Aktivität vor allem, die Verfügbarkeit von Bewegungsmöglichkeiten zu erhöhen. Und das geht nur mit entsprechend erhöhten Investitionen für Spielplätze, Radfahrwege und Sportplätze. Was für die Bewegung gilt, dürfte auch für die Ersatzbeschaffung in der Ernährung und anderen Bereichen des Lebensstils gelten.

Auch wenn von interessierten Kreisen mit gezielt ausgesuchten Informationen aus wissenschaftlichen Studien immer wieder versucht wird, die Ersatzbeschaffung insbesondere im Ernährungsbereich als

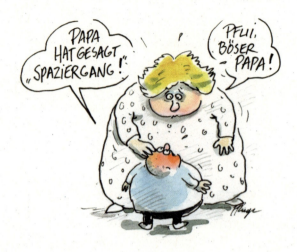

Abb. 41: Schwierigkeiten bei der Umsetzung von Maßnahmen der Verhaltensprävention. (Zeichnung: Peter Ruge)

unwirksam und sogar gefährlich darzustellen, ist die Entwicklung in diese Richtung nicht aufzuhalten!

Das beste Beispiel für eine effektive Ersatzbeschaffung findet sich als Antwort auf den Bewegungsmangel. Hier haben die Sportwissenschaftler bereits vor über 40 Jahren begonnen, die Auswirkungen der fehlenden körperlichen Aktivität in unserem Alltagsleben (siehe **Abbildung 41**) zu untersuchen. Herausgekommen ist dabei eine inzwischen international anerkannte Empfehlung zur Bewegungsergänzung in Sportstudios, die allerdings anfänglich eine genauso große Skepsis wie derzeit bei den Nahrungsergänzungsmitteln auslöste.

Aber auch die Fitnesscenter reichen bei Weitem nicht aus, um den unterschiedlichen Bedürfnissen der Bevölkerung gerecht zu werden, sodass zusätzliche Lösungsansätze benötigt werden. In Anhang I werden wir dazu einige Möglichkeiten zeigen.

Als weiteres Beispiel für schon geschaffene Ersatzmaßnahmen möchten wir die Nahrungsergänzung anführen. Hier sprechen nicht nur die Zahlen aus den USA, wo je nach Alter bereits bis zu 70 Prozent der Bevölkerung Nahrungsergänzungsmittel verwenden (siehe

ALLGEMEINE PRÄVENTIONSREGELN

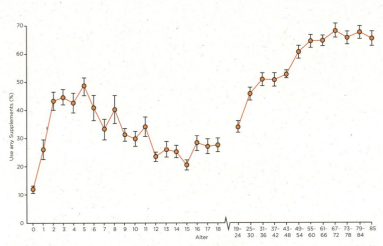

Abb. 42: Häufigkeit der Verwendung von Nahrungsergänzungsmitteln in den USA in Abhängigkeit vom Alter. (Modifiziert nach Picciano et al. in: Archives of Pediatrics & Adolescent Medicine 2007; 161:978)

Abbildung 42) eine klare Sprache. Vielmehr belegen auch immer mehr sorgfältig durchgeführte wissenschaftliche Studien deren Wirksamkeit.

Die in Teil II aufgeführten zahlreichen Untersuchungen zu unserem Sonnenhormon sind in diesem Zusammenhang ein gutes Argument. Aber auch im Bereich der Mikronährstoffe aus Nahrungsergänzungsmitteln oder mit Fischölpräparaten gibt es hervorragende Untersuchungsergebnisse – sogar bei Schwangeren, wie das nachfolgende Beispiel zeigt!

Im Jahr 2007 wurde von Professor Berthold Koletzko an der Universitätsklinik in München – als Ergebnis der Untersuchungen einer von ihm geleiteten internationalen Forschergruppe – die Empfehlung zur Nahrungsergänzung mit Fischölpräparaten in der Schwangerschaft ausgesprochen, wenn der individuelle Lebensstil keine ausreichende Versorgung mit zwei Portionen fettem, Omega-3-haltigem Fisch pro Woche sicherstellt.

Doch noch wichtiger als solche qualifizierten Einzelempfehlungen ist die Erinnerung an die Forderung unserer „ganzheitlichen Gesundheitsvorsorge", die möglichst viele Defizite abbaut. Dieser Grundsatz sollte natürlich auch bei den Ergänzungsmaßnahmen gelten. Welche gesundheitlichen Konsequenzen ein solches, möglichst umfassendes

Vorgehen haben kann, wollen wir mit einer aktuell im Frühjahr 2010 publizierten, experimentellen Ernährungsstudie zeigen.

In diesem Versuch fütterten kanadische Wissenschaftler junge Mäuse entweder mit der üblichen (artgerechten) Nahrung oder zusätzlich mit einer Nahrungsergänzung aus dreißig (!) verschiedenen Substanzen in einer für Menschen vergleichbaren Konzentration (angefangen mit Vitaminen über Extrakte von Knoblauch und grünem Tee bis hin zu Selen und Leinöl). Gleichzeitig wurden die Tiere für 30 Monate beobachtet.

Als erstes Ergebnis berichteten die Forscher, dass die Tiere mit der Nahrungsergänzung etwa elf Prozent länger lebten. Dies alleine ist eine kleine Sensation, denn bisher gelang es im Tierversuch lediglich durch einen Nahrungsverzicht von rund 20 Prozent der üblichen täglichen Kalorien, eine Lebensverlängerung zu erreichen. Dieses mehrfach überprüfte Experiment wurde erst verständlich, als man herausfand, dass bei der „Verbrennung" der Nahrung durch den Sauerstoff hochreaktive Zwischensubstanzen entstehen (freie Radikale), die die Zellen schädigen können (so genannter oxidativer Stress). Daraus resultiert, dass Essen für den Körper einen (in Grenzen) vermeidbaren Stress bedeutet.

Die Wissenschaftler werteten in ihren neuen Versuchen diese Lebensverlängerung jedoch als weniger wichtig im Vergleich zu den übrigen Ergebnissen ihres Experimentes mit der Nahrungsergänzung: Die besser mit Mikronährstoffen versorgten Tiere zeigten mit zunehmendem Alter keine Verringerung ihrer körperlichen Aktivität, während die standardmäßig ernährten Tiere im Laufe der Untersuchung 50 Prozent ihrer Aktivität verloren.

Aber damit nicht genug! Da die Forschergruppe interdisziplinär zusammengesetzt war, wurden die Tiere nicht nur engmaschig in Bezug auf ihr Verhalten untersucht, sondern es wurde am Ende des Untersuchungszeitraums auch das Gehirngewebe der Tiere miteinander verglichen.

Dabei fand sich zum einen eine deutlich höhere Konzentration von Botenstoffen im Gehirn (**Abbildung 43**) der zusätzlich mit Mikronährstoffen versorgten Tiere. Ferner zeigte sich eine deutlich gesteigerte Aktivität der Mitochondrien (Energiestationen in den Zellen) und letzt-

ALLGEMEINE PRÄVENTIONSREGELN

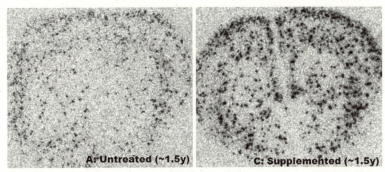

Abb. 43: Gewebeschnitt mit deutlich vermehrtem Vorkommen von Botenstoffen im Gehirngewebe der Mäuse, die eine Nahrungsergänzung erhalten hatten (rechtes Bild). (Fotos aus Aksenov V. et al. in: Experimental Biology and Medicine 2010; 235:66)

endlich verminderte degenerative Veränderungen der Zellstrukturen als Zeichen einer deutlich geringeren Alterung der Gehirnzellen!

Die Beurteilung der Ergebnisse durch die Forscher ergab folgende eindeutige Feststellung: „Die Verbesserung der Zellfunktion übertrifft bei Weitem den Gewinn an Lebensverlängerung bei den Tieren! Und auch für die immer älter werdenden Menschen dürfte der Erhalt der Gesundheit und Lebensqualität im Alter größere soziale und ökonomische Vorteile mit sich bringen als die einfache Verlängerung der Lebensspanne!"

Dieser Feststellung zur Bedeutung von Ergänzungsmaßnahmen aus qualifizierter Quelle möchten wir an dieser Stelle nichts mehr hinzufügen! Vielmehr werden wir im nächsten Kapitel einige Hinweise und damit eine Hilfestellung geben, wie sich die Defizite erkennen und in effektive Maßnahmen zur Gesundheitsvorsorge umsetzen lassen, ohne den individuellen Lebensstil komplett auf den Kopf zu stellen.

TEIL III: VITAMIN D – SCHLÜSSEL ZUR PRÄVENTION

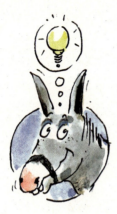

Was unser Eselchen in diesem Kapitel lernen konnte:
Gesundheitsvorsorge ist mehr als Krankheitsfrüherkennung! Der Aufwand für eine effektive Gesundheitsvorsorge lässt sich beschreiben als ein Produkt aus den Faktoren Zeit und Mittel (Geld). Wer weniger Zeit für seine Gesundheit aufbringen kann, muss dies mit einem größeren Einsatz von Geld kompensieren und umgekehrt! Bei der Umsetzung hat die Verhältnisprävention mit Ersatzmaßnahmen für den Ausgleich der jeweiligen Defizite eine besondere Bedeutung. Die zweitbeste Lösung, die regelmäßig umgesetzt wird, ist effektiver als die beste Lösung, die ein Wunschtraum bleibt.

INDIVIDUELLE RISIKOANALYSE UND PERSÖNLICHE KONSEQUENZEN

An dieser Stelle kommt endlich unser Eselchen ins Spiel. Es dient als anschauliches Beispiel, wie die Probleme des Lebensstils uns über die Maßen belasten können, aber auch, wie wir uns aus dieser Situation wieder befreien können.

Dem Eselchen ist es nämlich wie den Menschen ergangen: Es hat sich zu viel auf seinen Karren laden lassen, bis das ganze System aus dem Gleichgewicht geraten ist!

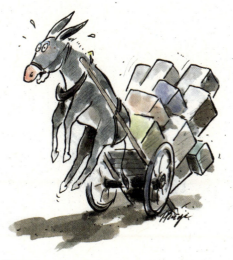

Abb. 44: Wenn ein abgestimmtes System einseitig überlastet wird, gerät es aus dem Gleichgewicht. (Zeichnung: Peter Ruge)

Nun kann man sich in sein Schicksal ergeben und sich im wahrsten Sinne des Wortes hängen lassen! Nicht so unser Eselchen! Es hat sich besonnen und überlegt, was wohl an seiner misslichen Situation schuld ist und wie es diese ändern kann. Und siehe da, alsbald ist ihm die richtige Idee gekommen.

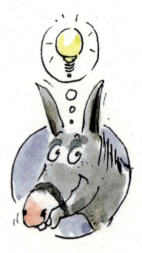

Abb. 45: Auch ein dummes Eselchen hat manchmal eine gute Idee!
(Zeichnung: Peter Ruge)

Das Eselchen hat die Idee auch gleich wirkungsvoll in die Tat umgesetzt und damit das Gleichgewicht im System wiederhergestellt.

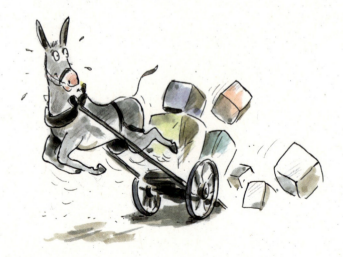

Abb. 46: Erfolgreiche Befreiung von zu großen Belastungen …
(Zeichnung: Peter Ruge)

INDIVIDUELLE RISIKOANALYSE

Man kann ihm richtig ansehen, wie gut ihm das tut:

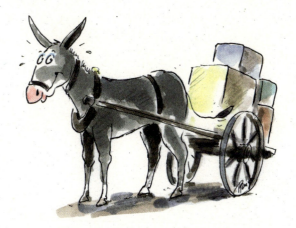

Abb. 47: Wohltuende Wiederherstellung einer ausgeglichenen Situation! (Zeichnung: Peter Ruge)

Wir möchten unseren Lesern zu einem ähnlichen Erfolgserlebnis bei der Bewältigung persönlicher Belastungen oder Defizite verhelfen. Mithilfe des nachfolgenden Fragebogens lässt sich eine erste individuelle Risikoanalyse durchführen.

TEIL III: VITAMIN D – SCHLÜSSEL ZUR PRÄVENTION

FRAGEN ZUM INDIVIDUELLEN LEBENSSTIL:

	Punkte
1. Leiden Sie bereits an einer der folgenden chronischen Erkrankungen (Herzinfarkt, Arteriosklerose, Schlaganfall, Diabetes, Osteoporose, Arthrose, Depression, Demenz, Rheuma, bösartiger Tumor)?	
☐ Nein	1
☐ Ja	5
2. Wie groß ist Ihr Bauchumfang? (Bitte in Nabelhöhe messen!)	
☐ Frauen: kleiner als 80 cm	1
☐ Männer: kleiner als 90 cm	1
☐ Frauen: 80–85 cm	3
☐ Männer: 90–95 cm	3
☐ Frauen: mehr als 85 cm	5
☐ Männer: mehr als 95 cm	5
3. Wie viel Alkohol trinken Sie regelmäßig?	
☐ Frauen: 0–1 Getränk täglich	1
☐ Männer: 0–2 Getränke täglich	1
☐ Frauen: mehr als 1 Getränk täglich	3
☐ Männer: mehr als 2 Getränke täglich	3
☐ Frauen: mehr als 2 Getränke täglich	5
☐ Männer: mehr als 3 Getränke täglich	5
4. Haben Sie einen erhöhten Blutdruck?	
☐ Nein	1
☐ Ja, behandelt und wieder normal	3
☐ Ja, unbehandelt bzw. weiterhin erhöht	5
5. Haben Sie vermehrt negativen Stress?	
☐ Nein	1
☐ Ja, gelegentlich	3
☐ Ja, regelmäßig	5
6. Wie viele Portionen (150 g) fetten Fisch essen Sie pro Woche?	
☐ Regelmäßig 2–3 Portionen pro Woche	1
☐ Regelmäßig 1 Portion pro Woche	3
☐ Kein regelmäßiger Fischverzehr	5
7. Wie häufig betreiben Sie eine körperliche Aktivität (Joggen, Radfahren etc., jeweils mindestens 30 Minuten lang) pro Woche?	
☐ Dreimal oder mehr pro Woche	1
☐ Ein- bis zweimal pro Woche	3
☐ Maximal einmal pro Woche	5

INDIVIDUELLE RISIKOANALYSE

8. Rauchen Sie Zigaretten, Zigarren, Pfeife?	
☐ Ich bin Nichtraucher (seit mehr als zwölf Jahren)	1
☐ Ich rauche gelegentlich (nicht mehr als zwei- bis dreimal pro Tag)	3
☐ Regelmäßig (fünfmal und mehr pro Tag)	5

9. Wie viele Portionen Gemüse und Obst verzehren Sie täglich? (Eine Portion entspricht einer Handvoll der jeweiligen Person.)

☐ Ich esse 6 – 8 Portionen Gemüse und Obst täglich	1
☐ Ich esse 3 – 4 Portionen Gemüse und Obst täglich	3
☐ Ich esse 0 – 2 Portionen Gemüse und Obst täglich	5

10. Wie häufig und wie lange halten Sie sich pro Woche tagsüber im Freien auf?

☐ Dreimal oder mehr, jeweils mehr als eine halbe Stunde sowie im Winter ein Urlaub in der Sonne	1
☐ Ein- bis zweimal, jeweils mehr als eine halbe Stunde, jedoch im Winter kein Urlaub in der Sonne	3
☐ Kein regelmäßiger Aufenthalt im Freien	5

Gesamtpunktzahl ☐

DIE ERHALTENE GESAMTPUNKTZAHL IST WIE FOLGT EINZUSCHÄTZEN:

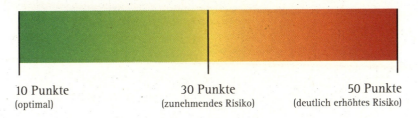

10 Punkte (optimal) 30 Punkte (zunehmendes Risiko) 50 Punkte (deutlich erhöhtes Risiko)

AB 30 PUNKTEN BESTEHT EIN ZUNEHMENDER HANDLUNGSBEDARF.

10 Punkte: Optimal! Sehr niedriges Gesamtrisiko!
(Falls Sie nicht geschummelt haben.)
11 bis 30 Punkte: Leicht bis mäßig gesteigertes Gesamtrisiko
31 bis 50 Punkte: Mäßig bis deutlich gesteigertes Gesamtrisiko

TEIL III: VITAMIN D – SCHLÜSSEL ZUR PRÄVENTION

Die Gesamtpunktzahl gibt Ihnen somit einen Anhalt, wie groß Ihr Handlungsbedarf in Sachen Gesundheitsvorsorge ist. Da ein Bild mehr als tausend Worte sagt, können Sie in die Krone des **Lebensbaumes** Ihre einzelnen Ergebnisse eintragen und die Punkte dann miteinander verbinden.

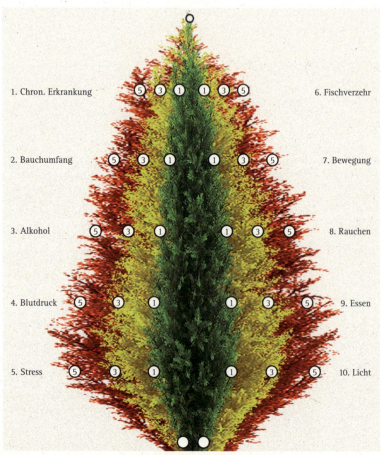

Abb. 48: Je enger die Krone des individuellen Lebensbaumes der inneren grünen Idealkontur entspricht, desto geringer sind die persönlichen Risiken, eine vorhandene chronische Erkrankung zu fördern oder eine neue Erkrankung zu entwickeln. (Schaubild: mip-gbr)

INDIVIDUELLE RISIKOANALYSE

In Anhang I finden Sie einige Beispiele für professionelle Präventionseinrichtungen, um unseren Lesern den Einstieg in eine ganzheitliche Gesundheitsvorsorge zu erleichtern. Diese Institutionen können, wie bereits gesagt, nur eine Hilfestellung sein und Impulse geben, für sich selbst eine individuelle Lösung im individuellen Umfeld zu finden.

Zum Abschluss des Buches wollen wir in dem nachfolgenden kurzen Kapitel unsere gesamten Ausführungen noch einmal übersichtlich zusammenfassen.

TEIL III: VITAMIN D – SCHLÜSSEL ZUR PRÄVENTION

RÜCK- UND AUSBLICK:
WIE WIR DEM KÖRPER HELFEN KÖNNEN, DEN KREBS ZU BESIEGEN!

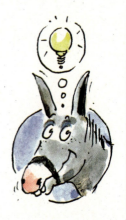

In diesem Kapitel haben wir unser Eselchen an den Anfang gestellt: Es kann uns erzählen, was es in den vergangenen Kapiteln gelernt hat. Mit dem Konzentrat unserer Ausführungen wollen wir die enormen Möglichkeiten zusammengefasst darstellen, die der Körper zur Krebsbekämpfung hat – wenn wir ihn durch einen artgerechten Lebensstil unterstützen!

Gleichzeitig sollen die verdichteten Aussagen in diesem Kapitel dazu anregen, nochmals die ausführliche Darstellung einzelner Punkte in den jeweiligen Kapiteln nachzulesen, wenn sie für Ihre persönliche Situation eine besondere Bedeutung haben. Auf diese Weise lassen sie sich besonders dauerhaft einprägen.

Doch hier kommt der wichtigste Zweck dieses Kapitels, der ganz oben auf unserer Liste steht! Spätestens an dieser Stelle möchten wir die Reaktion auslösen:

**PUUUOH!!! DIES ALLES KANN ICH MACHEN?!
DAMIT FANGE ICH HEUTE NOCH AN!**

Wenn es uns gelungen ist, diese Aufbruchsstimmung in Ihnen auszulösen, hat sich die Mühe gelohnt, dieses Buch zu schreiben!

Also, los geht es:
1. Jeder einzelne Mensch ist der Chef eines riesigen Unternehmens mit Billionen von kleinen Chemie-Betrieben (Zellen in seinem Körper),

RÜCK- UND AUSBLICK

für deren Wohlergehen er (im Rahmen eines artgerechten Lebensstils) zu sorgen hat.
2. Bedingt durch den technischen Fortschritt der vergangenen Jahrzehnte haben sich unser Lebensstil und unsere Umwelt drastisch verändert, sodass beide nicht mehr artgerecht sind.
3. Artgerecht ist alles, was dem ursprünglichen Betriebsplan der Natur für ein bestimmtes Lebewesen entspricht, dies gilt also nicht nur für den Menschen. Allerdings haben wir diese Erkenntnis bislang am wenigsten beachtet, weil vielfach die Meinung vertreten wird, dass wir schlauer und besser als die Natur sind!
4. Die Veränderungen unserer Umwelt haben nicht nur zu vermehrter Belastung mit Schadstoffen geführt, sondern in noch viel größerem Maße zum Verlust von wertvollen Ressourcen für den Körper, das heißt unter anderem von Schutz- und Betriebsstoffen, die er dringend für seine Billionen Zellen benötigt.
5. Das Missverhältnis von Schutzstoffen zu Schadstoffen führt letztendlich zum Versagen des Stoffwechsels in den Zellen und damit zum Versagen einzelner Organfunktionen. Es entsteht das Defizitsyndrom.
6. Dieses Versagen erleben wir irgendwann als plötzliches Symptom einer Krankheit – obwohl wir in Wirklichkeit schon über Jahre oder Jahrzehnte hinweg den Körper vernachlässigt haben und objektiv bereits krank waren.
7. Wenn wir uns in dieser Situation damit begnügen, lediglich das Symptom zu behandeln, anstelle die Ursache für die Funktionsstörung im Körper zu beseitigen, bleiben wir krank – auch wenn vorübergehend durch die „übliche Therapie" einzelne Symptome abgeschwächt werden oder ganz verschwinden.
8. Als Konsequenz ergibt sich eindeutig die Forderung, bei jeder chronischen Erkrankung zu hinterfragen, was im Körper falsch gelaufen ist, welche Defizite oder Fehlbelastungen vorliegen. Und was zu tun ist, um den Körper, also das gesamte System und nicht nur eine einzelne Funktion, wieder fit zu machen.
9. Meist werden ursächlich mehrere Faktoren zusammengekommen sein – der auslösende Faktor sollte in seiner Bedeutung nicht überschätzt werden. Der berühmte Tropfen kann kein Fass füllen, es

aber jederzeit zum Überlaufen bringen! Entscheidend ist es herauszufinden, was das Fass seit Langem so gefüllt hat, dass es überlaufen musste!
10. Aufgrund der neuesten Forschungsergebnisse ist davon auszugehen, dass die zahlreichen Defizite unseres modernen Lebensstils im Vergleich zu einem artgerechten Verhalten ganz wesentlich daran beteiligt sind, das Fass zu füllen.
11. Dies bedeutet keine persönliche Schuldzuweisung für die Betroffenen: Denn der größte Teil auch des individuellen Lebensstils wird von der jeweiligen Gesellschaft, in die wir hineingeboren werden, und nicht vom einzelnen Menschen geprägt.
12. Die Zahl der Defizite nimmt bedingt durch die falsche Entwicklung unserer Gesellschaft laufend zu. Der Mangel an Sonnenhormon ist eine der „jüngsten Errungenschaften" in diesem Trauerspiel.
13. Für das Krebsgeschehen im Körper hat Vitamin D eine neu entdeckte und ganz besondere Schutzfunktion. Die positiven Eigenschaften des Sonnenhormons gehen jedoch weit über das Krebsgeschehen hinaus und betreffen nahezu alle Zivilisationserkrankungen.
14. Das Ausmaß des Vitamin-D-Mangels in der Bevölkerung ist viel größer als bislang vermutet und betrifft alle Schichten und Altersgruppen.
15. Da eine Rückentwicklung („Auf die Bäume, ihr Affen!") nicht möglich ist, benötigen die Menschen praktikable Lösungsansätze innerhalb ihres Lebensumfeldes, um diese Defizite auszugleichen.
16. Diesen Lösungsansatz nennt man „Verhältnisprävention". Im Gegensatz zur Verhaltensprävention, die bislang überwiegend gepredigt wurde, garantiert die Verhältnisprävention ein großes Maß an Erfolg bei der Umsetzung im Alltag.
17. Voraussetzung für den Erfolg beziehungsweise für die konsequente Umsetzung jeglicher Präventionsmaßnahme ist jedoch die Erkenntnis, dass jeder einzelne Mensch für sich selbst und seine Gesundheit verantwortlich ist. Der Staat kann dies nicht für alle leisten, auch wenn es manch ein Politiker immer noch vollmundig verspricht!
18. Der Staat muss jedoch die Rahmenbedingungen schaffen, die den verschiedensten Gruppierungen innerhalb der Gesellschaft die Entwicklung einer gemeinsamen „Präventionskultur" ermöglichen.

19. In dem Maße, wie die Defizite ausgeglichen und die Belastungen abgebaut werden, wird der Körper in die Lage versetzt, seine Selbstheilungskräfte zu aktivieren und damit die Funktionsstörungen zu beenden.
20. Ob es zu einer vollständigen Heilung kommen kann, hängt davon ab, wie lange und wie ausgeprägt die Funktionsstörung zuvor bestanden hat und ob bereits irreparable Schäden vorliegen.
21. Der Selbstheilungsprozess ist unabhängig vom Alter – wenn das System nicht bereits zu sehr zerstört ist.
22. Daraus ergibt sich die klare Möglichkeit, zu jeder Zeit in seinem Leben eine positive Änderung des Zustandes herbeizuführen.
23. Der Erfolg der Maßnahme wird umso größer und nachhaltiger sein, je mehr Defizite und Belastungen abgebaut werden, das heißt je artgerechter letztendlich das Leben wieder gestaltet wird.

Entscheidend ist und bleibt jedoch der Grundsatz:

ES GIBT NICHTS GUTES.
AUSSER: MAN TUT ES!

ZU DEN AUTOREN

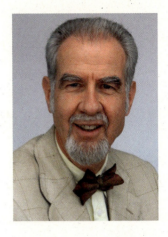

Prof. Dr. med. Jörg Spitz (geb. 1943) aus Schlangenbad bei Wiesbaden ist Facharzt für Nuklearmedizin, Ernährungsmedizin und Präventionsmedizin, Vorstandsmitglied des „Europäischen Gesundheitsnetzwerks" sowie Gründer der „Gesellschaft für medizinische Information und Prävention" und der gemeinnützigen „Deutschen Stiftung für Gesundheitsinformation und Prävention". Nach seiner Habilitation arbeitete er unter anderem als Chefarzt für Nuklearmedizin am Städtischen Klinikum Wiesbaden und Professor für Nuklearmedizin an der Universität Mainz. Seit einigen Jahren widmet sich Spitz ausschließlich der Erarbeitung von Präventionskonzepten und deren Umsetzung in der Praxis und hält bundesweit Vorträge über eine ganzheitliche Gesundheitsvorsorge.

Internetforum mit Prof. Spitz:
www.mankau-verlag.de/forum

Mehr über die Arbeit des Autors:
www.mip-spitz.de

ZU DEN AUTOREN

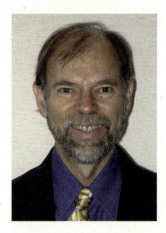

William B. Grant, Ph. D. (geb. 1942) gilt weltweit als einer der führenden Vitamin-D-Experten. Nach seiner Promotion in Berkeley an der University of California widmete sich der Physiker insbesondere der Erforschung der Epidemiologie chronischer Erkrankungen in Abhängigkeit von der Sonnenexposition. Durch seine Arbeit zu den Zusammenhängen von Vitamin D und Krebs konnten zahlreiche Tumore nachgewiesen werden, deren Entstehung bzw. Wachstum durch Vitamin D beeinflusst werden kann. Dr. Grant leitet das Sunlight, Nutrition and Health Research Center (SUNARC) in San Francisco (USA).

Mehr über die Arbeit des Autors:
www.sunarc.org

ZUR DEUTSCHEN STIFTUNG FÜR GESUNDHEITSINFORMATION & PRÄVENTION

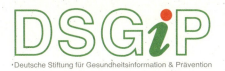

Mehr als 90 Prozent der deutschen Bevölkerung sterben im 21. Jahrhundert an oder mit einer chronischen Erkrankung wie Herzinfarkt, Schlaganfall, Krebs, Diabetes, Depression und Demenz – meist im Krankenhaus oder Pflegeheim – statt an Altersschwäche im eigenen Bett. Die Folgen sind unsägliches menschliches Leid und ein unbezahlbares Gesundheitssystem.

Dabei wird aufgrund wissenschaftlicher Untersuchungen zunehmend deutlich, dass die Ursachen für diese Entwicklung in unserer Lebensweise zu suchen sind, die ebenso wie unsere Umwelt durch Zivilisation und technischen Fortschritt massiv verändert wurde. Unser Lebensstil ist nicht mehr artgerecht! Das in diesem Buch beschriebene Defizit beim Sonnenhormon Vitamin D ist nur ein Beispiel von vielen!

Die in den Medien zum Thema Gesundheit zur Verfügung gestellten Informationen sind zu großen Teilen nicht objektiv. Sie dienen weniger dem gesundheitlichen Wohl des Informierten als vielmehr dem finanziellen Wohl des Informierenden, ohne dass dies im Einzelfall offenkundig wird.

Im Jahr 2009 hat Professor Dr. Jörg Spitz daher die gemeinnützige **„Deutsche Stiftung für Gesundheitsinformation und Prävention"** (DSGIP) gegründet. Sie dient der Erforschung, Förderung und Verbreitung von Maßnahmen und Informationen, die geeignet sind, den Menschen im 21. Jahrhundert wieder einen **artgerechten Lebensstil** zu ermöglichen.

Jeder, der ein Interesse an seiner eigenen Gesundheit hat, aber auch alle diejenigen, die für die Gesundheit anderer verantwortlich sind, sind aufgerufen, das Konzept der Stiftung zu unterstützen. Nähere Angaben finden sich im Internet:

WWW.DSGIP.DE

ANHANG I
BEISPIELE FÜR EFFEKTIVE PRÄVENTIONSKONZEPTE

Wir haben in den vorhergehenden Kapiteln zwar die Namen von Wissenschaftlern erwähnt, jedoch bewusst keine Firmen oder Produkte genannt, um uns nicht dem Vorwurf der Werbung auszusetzen. Diesen Grundsatz werden wir hier im Anhang verlassen.

Hier wollen wir ganz bewusst mehrere Beispiele nennen, die zeigen, wie in sehr unterschiedlichen Bereichen der Gesellschaft Unternehmen und Strukturen entstehen, die sich der Prävention widmen. Sie übernehmen damit jeweils einen Teil der gesamtgesellschaftlichen Aufgabe zur Umsetzung der Gesundheitsvorsorge in der Bevölkerung. Die Auswahl ist subjektiv und erhebt keinen Anspruch auf Vollständigkeit.

Eines hatten wir ja bereits klargemacht: nämlich dass der Staat nicht in der Lage ist, seine Bürger mit einer Gesundheitsvorsorge auszustatten, die auch diesen Namen verdient. Politische Reden zur Prävention gab und gibt es mehr als genug! Aber auch hier gilt ein altbekannter Bibelspruch von Matthäus: An ihren Taten sollt ihr sie erkennen!

So hat die damalige Bundesgesundheitsministerin Ulla Schmidt vor wenigen Jahren vollmundig ein Präventionsgesetz angekündigt, im Rahmen dessen sie jährlich 250 Millionen Euro ausgeben wollte. Das klang sehr attraktiv. Natürlich ist einmal wieder nichts aus dieser Initiative geworden, weil das Geld für angeblich wichtigere Dinge ausgegeben werden musste.

Aber selbst wenn die 250 Millionen Euro bereitgestellt worden wären – es wäre ein Tropfen auf den heißen Stein gewesen! Das lässt sich geschwind im Kopf nachrechnen: 250 Millionen Euro für 80 Millionen Bürger bedeuten klägliche 3 Euro pro Bürger! Das reicht gerade einmal für einen Kaffee, aber nicht für nachhaltige Prävention. Alleine dieses Beispiel macht deutlich, dass der Staat die Gesundheitsvorsorge für seine Bürger gar nicht leisten kann.

Was die Politik tun sollte und leider bisher immer noch nicht getan hat, ist, die Rahmenbedingungen zu schaffen, mit denen eine effektive

ANHANG I: BEISPIELE FÜR EFFEKTIVE PRÄVENTIONSKONZEPTE

und nachhaltige Gesundheitsvorsorge als eine gesamtgesellschaftliche Aufgabe entwickelt wird. Dazu gehört unter anderem auch, dass die Prävention als zweite Säule des Gesundheitssystems in den Praxen der niedergelassenen Ärzte eingeführt wird.

Auch dieses aktuelle und spannende Thema der erforderlichen Veränderungen in den öffentlichen Strukturen können wir in unserem Buch nicht weiter vertiefen. Wir möchten stattdessen auf die Veröffentlichungen von Ilona Kickbusch verweisen (siehe Anhang III). Sie hat im Rahmen ihrer Tätigkeit bei der Weltgesundheitsorganisation in Genf viele Jahre lang umfangreiche Erfahrungen zu diesem Thema sammeln und verarbeiten können, die sie heute als Beraterin von Behörden und Regierungen nutzt.

Zurück zum Anliegen unseres Buches: Hilfe zur Selbsthilfe! Die folgenden Beispiele sollen zeigen, welch vielfältige Möglichkeiten derzeit bereits bestehen, den Körper im Kampf gegen den Krebs zu unterstützen, ohne deswegen seinen Lebensstil völlig auf den Kopf zu stellen oder auch nur auf Lebensqualität zu verzichten.

Vielmehr sind die angebotenen Konzepte geeignet, zusätzlich neue Lebensqualität zu schaffen. Dabei gilt die bereits zitierte Maßgabe: Die zweitbeste Lösung, die im Alltag funktioniert, ist besser als die optimale Lösung, die immer ein Wunschtraum bleibt! Wie dies gehen kann, zeigen die nachfolgenden Beispiele.

Im Bereich von Ernährung und Krebs gibt es eine Entwicklung, die genauso sensationell ist wie die neuen Erkenntnisse über das Sonnenhormon. Eine artgerechte Ernährung ist gesund – zweifellos eine Binsenweisheit. Doch was in Bezug auf das Krebsgeschehen wirklich dahintersteckt und wie man dieses Wissen praktisch nutzen kann, wurde erst kürzlich von Dr. Coy erforscht, wie wir dies im Kapitel „Warum Krebszellen keinen Sonnenschein mögen" bereits dargelegt haben. Auf der Basis dieser Erkenntnisse wurde eine Ernährungstherapie entwickelt – die nicht nur zu Wohlbefinden und optimaler Figur beiträgt, sondern auch sehr effektiv gegen Krebs wirkt! Angesichts zahlreicher Scharlatanerien auf diesem Gebiet sollte es uns nicht wundern, wenn sich bei diesem Thema einigen unserer Leser die Nackenhaare sträuben. Aber auch hier haben wir den Pfad der Wissenschaft nicht verlassen.

BEISPIELE FÜR EFFEKTIVE PRÄVENTIONSKONZEPTE

Der Anlass für die Erarbeitung dieser speziellen Ernährungstherapie war die Tatsache, dass bis zur Entwicklung eines wirksamen Medikamentes zur Blockade des von Dr. Coy in den Krebszellen entdeckten Gens sicherlich einige Jahre vergehen würden. Zur Überbrückung dieses Zeitraums hat er daher eine spezielle zuckerarme und zum Ausgleich dafür eine eiweiß-, ballaststoff-, fett- und mikronährstoffreiche Ernährung entwickelt.

Diese entspricht in weiten Teilen der Kost unserer Vorfahren in der Steinzeit. Sie beeinflusst den Stoffwechsel der bösartigen Tumorzellen derart, dass diese nicht metastasieren können. Zudem sensibilisiert sie die Krebszellen wieder für die Strahlen- und Chemotherapie, während sie die Stoffwechselbedürfnisse der normalen Zellen im Körper unterstützt.

Umfangreiche experimentelle und klinische Untersuchungen haben bestätigt, dass das Konzept wirksam ist. Damit erhält das Hippokrates zugeschriebene Zitat einen ganz neuen Aspekt:

„EURE NAHRUNG SOLL EUER HEILMITTEL SEIN. EUER HEILMITTEL SOLL EURE NAHRUNG SEIN!"

Um den von einer Krebs-Erkrankung betroffenen Menschen die Umsetzung dieser Ernährung zu erleichtern, wurde die Firma Tavarlin gegründet, die ausgewählte oder speziell hergestellte Lebensmittel mit den zuvor genannten Eigenschaften vertreibt. Die Kontaktadresse der Tavarlin AG findet sich mit weiteren interessanten Internetadressen in Anhang IV.

Die nächsten drei Beispiele beziehen sich auf das am längsten bekannte Defizit in unserem Lebensstil: die körperliche Aktivität. Hier bemühen sich zahlreiche Organisationen seit Jahren mit recht unterschiedlichem Erfolg darum, die Menschen wieder zu mehr Bewegung anzuleiten. Mit den nachstehenden Beispielen, bei denen Jörg Spitz zum Teil als wissenschaftlicher Beirat mitwirkt, wollen wir dies erläutern.

Beginnen wir mit dem „Europäischen Gesundheitsnetzwerk" (eu-gn). Es hat sich zur Aufgabe gemacht, die niedergelassenen Ärzte als Gesundheitsberater in die Umsetzung der Präventionsidee einzubinden. Das Konzept soll zunächst flächendeckend in Deutschland und zu einem späteren Zeitpunkt dann auch im europäischen Ausland umgesetzt werden.

Dazu wurde eine „Gesundheitsfahrschule" entwickelt, in der die Menschen einen **Gesundheitsführerschein** erwerben können. Dieser Führerschein beinhaltet zunächst einmal eine Hinführung zu einer regelmäßigen körperlichen Aktivität. Das Ziel ist es, den Menschen wieder ein Gefühl dafür zu vermitteln, wie positiv sich die Bewegung auf den Körper auswirkt – um sie damit dauerhaft in Schwung zu bringen und dort zu halten.

In einem nächsten Schritt erfolgt die Erweiterung des Maßnahmenkatalogs mit Ernährungsberatung und Raucherentwöhnung. Das Ziel ist die schon beschriebene ganzheitliche Gesundheitsvorsorge.

Auch hierzu finden sich nähere Einzelheiten im Internet und die entsprechenden Kontaktdaten wiederum in Anhang IV.

Ebenfalls einen ganzheitlichen Präventionsansatz hat das Unternehmen „**Movelifebalance**". Es bietet ein alltagstaugliches Präventionskonzept, das den Menschen und seine Gesundheit in den Mittelpunkt stellt. Das Angebot, basierend auf den vier Säulen Bewegung, Achtsamkeit, Ernährung und Regeneration, fördert ein kreatives Zusammenspiel von kognitiven und praktischen Fähigkeiten zur Förderung und Erhaltung der eigenen Bewegungsfähigkeiten und Gesundheit.

Es zeichnet sich neben dem von uns immer wieder geforderten Prinzip der Ganzheitlichkeit unter anderem durch ein besonderes Konzept für den Bewegungsersatz aus. Hier erleichtert ein kleines Trampolin den Menschen das Ziel, eine gesteigerte körperliche Aktivität in den eigenen vier Wänden umzusetzen.

Denn nicht jeder möchte – aus durchaus verständlichen Gründen – in der Öffentlichkeit zum Beispiel joggen oder seinen Körper den neugierigen Blicken Dritter in einem Fitnesscenter aussetzen. Die Kontaktdaten dieses Netzwerkes mit weiteren Einzelheiten finden sich ebenfalls in Anhang IV.

Der Dritte im Bunde der „Beweger" ist die **Spiraldynamik**, die von Dr. Christian Larsen in Zürich entwickelt wurde. Spiraldynamik ist ein anatomisch begründetes Bewegungs- und Therapiekonzept, eine Gebrauchsanweisung für den eigenen Körper von Kopf bis Fuß. Die

Spirale ist hierbei der rote Faden des menschlichen Bewegungssystems. Beispiele für das Spiralprinzip im Körper sind die dreidimensionale Drehung im Sprunggelenk, die Kreuzbänder in Knie und die diagonal gekreuzte Rumpfmuskulatur sowie die Links-rechts-Verschraubung der Wirbelsäule.

Es handelt sich bei diesem Konzept um eine Kombination von Physiotherapie und Massage mit Förderung von Durchblutung und Beweglichkeit, Entspannung und Regeneration. Zu den neuesten Erkenntnissen zählen die Wirkungen auf das autonome Nervensystem und die Senkung des Cortisolspiegels, also eines Steroidhormons, um 30 Prozent bei gleichzeitigem Anstieg erwünschter Botenstoffe im Gehirn.

Das Zentrum der Spiraldynamik befindet sich in Zürich. Ausgebildete Physiotherapeuten sind in Österreich und Deutschland tätig. Ein weiteres Zentrum wird derzeit in Freiburg aufgebaut.

Eines der beachtlichen Ziele der Spiraldynamik ist neben dem Abbau von Schmerzen im Bewegungsapparat die Vermeidung von vorzeitigen Gelenkoperationen. Mit diesem Anspruch hat die Spiraldynamik eine Alleinstellungsposition im Bereich der vielfältigen Konzepte für den Bewegungsapparat. Weitere, umfangreiche Informationen über dieses Bewegungskonzept finden sich auch hier über die Internetadresse in Anhang IV.

Ganz andere Konzepte zur Beseitigung von Defiziten im Bereich des nicht mehr artgerechten Lebensstils haben jene Firmen entwickelt, die Nahrungsergänzungsmittel herstellen und vertreiben. Wir haben dieses Thema bereits im Rahmen des Kapitels „Allgemeine Präventionsregeln" erwähnt und möchten jetzt konkret ebenfalls drei Beispiele dazu anführen.

Bereits vor nahezu 20 Jahren entwickelte die Firma NSA in den USA die Idee einer ganzheitlichen Nahrungsergänzung für den damals wie heute unzureichenden Verzehr von Obst und Gemüse. Es gelang ihnen, ein pulvriges Konzentrat aus vollreifem Erntegut herzustellen, dessen zahllose Inhaltsstoffe fast wie bei frischem Obst und Gemüse vom Körper aufgenommen werden.

In den Folgejahren belegten zahlreiche wissenschaftliche Untersuchungen mit diesem Produkt (Juice Plus), dass es mit seinen vollwertigen Inhaltsstoffen im Körper eine Vielzahl vergleichbarer Wirkungen

ANHANG I: BEISPIELE FÜR EFFEKTIVE PRÄVENTIONSKONZEPTE

wie Obst und Gemüse erzeugt. Zusätzlich zu ihrem Produkt mit den Mikronährstoffen aus Obst und Gemüse wurde neuerdings ein Konzentrat aus Beeren entwickelt. Weitere Einzelheiten sind wieder über die Angaben in Anhang IV zu finden.

Die Firma **Life Plus** hat eine andere Philosophie. Sie bietet eine große Produktpalette an, die die unterschiedlichsten Defizite in unserer Ernährung ausgleichen soll und kann – angefangen von Vitaminen und Mikronährstoffen über Omega-3-Fettsäuren bis hin zu unserem Sonnenhormon Vitamin D. Das ist praktisch, da man nicht gezwungen ist, bei verschiedenen Herstellern nach den einzelnen Produkten zu suchen.

Auch hier sind die Ausgangssubstanzen natürlichen Ursprungs und konzentriert – allerdings mit einem anderen technischen Verfahren hergestellt und als Endprodukt nicht in dem Umfang wissenschaftlich untersucht und dokumentiert wie bei der zuvor vorgestellten Firma. Die Kontaktdaten finden sich ebenfalls in Anhang IV.

Beide Firmen haben sich jedoch für das gleiche Vertriebsprinzip entschieden: Empfehlungsmarketing oder Multi-Level-Marketing. Da dieses Vertriebssystem zu Unrecht bei vielen Menschen große Vorbehalte auslöst, möchten wir hierzu einige Anmerkungen machen.

Die Vorbehalte haben ihren Ursprung in den schwarzen Schafen dieser Branche, die es allerdings anderswo ebenfalls gibt: Dort wird dann zum Beispiel die Ware bei der Weitergabe im System immer teurer oder die Mitglieder werden gezwungen, große Produktmengen abzunehmen und vorab zu bezahlen, sodass sie dann unter Umständen auf den schlecht verkäuflichen Produkten sitzen bleiben.

Andererseits zeigen die Erfolgsgeschichten von seriösen Firmen wie Tupperware und Amway oder der beiden zuvor genannten Firmen, dass dieser moderne Vertriebsweg nicht nur seine Berechtigung hat, sondern auch sehr erfolgreich sein kann. Gerade wenn es um den Vertrieb neuartiger Produkte des täglichen Lebens geht, hilft das Empfehlungsmarketing, erhebliche Werbungs- und Informationskosten einzusparen.

Diese Art des Vertriebs führt nicht grundsätzlich zu einer Verteuerung der Produkte, da den Kosten für die „Bonuszahlungen" an die Mitglieder des Vertriebsnetzes die Einsparungen bei der traditionellen Vertriebsstruktur und beim Marketing gegenüberstehen. Inzwischen

BEISPIELE FÜR EFFEKTIVE PRÄVENTIONSKONZEPTE

haben daher solche modernen Vertriebswege auch ihren Platz im Lehrstoff an den Hochschulen für Betriebswirtschaft gefunden.

Einen wiederum ganz anderen Weg hat die Firma **Biogena** gewählt. Sie produziert und vertreibt ebenfalls eine große Palette von hochwertigen Nahrungsergänzungsmitteln. Allerdings nur in Zusammenarbeit mit Ärzten, die sich mit dem Thema der orthomolekularen Medizin beschäftigen.

Diese orthomolekulare Medizin ist eine maßgeblich von Nobelpreisträger Linus Pauling beeinflusste alternativmedizinische Methode, in deren Mittelpunkt die Verwendung von Vitaminen und Mineralstoffen zur Vermeidung und zur Behandlung von Krankheiten steht.

Hier geht also der Anwendung eine Beratung durch einen Arzt voraus. Eine ideale Lösung für alle, die sich zu Recht durch das große Angebot an Nahrungsergänzungsmitteln auf dem Markt überfordert fühlen. Auch zu dieser Firma können weitere Informationen über die Liste in Anhang IV erhalten werden.

Selbst in den deutschen Universitäten ist die Prävention inzwischen angekommen. Und hier nicht nur als theoretische Wissensvermittlung, sondern einschließlich praktischer Anwendung im Alltag. Die Rede ist von einem europäischen Netzwerk zur Diabetesprävention, an dem in Deutschland Professor Peter Schwarz von der Universität Dresden federführend beteiligt ist.

Das Konzept zur **Diabetes-Prävention (IMAGE)** stellt praktische Informationen für alle diejenigen zur Verfügung, die bereits im Gesundheitswesen oder in Präventionsaktivitäten gegen den Diabetes eingebunden sind oder beabsichtigen, sich dort zu engagieren.

Dies schließt auch zum Beispiel Lehrer oder die Privatwirtschaft sowie Entscheidungsträger in der Gesundheitspolitik ein. Das Ziel ist es, eine Umwelt zu schaffen, die ein gesundes Altern erlaubt und die WHO-Empfehlungen umsetzt: Wir müssen eine gesunde Wahl zu einer einfachen Wahl machen.

Die praktische Umsetzung dieses Konzeptes erfolgte in Deutschland mit dem Tumaini-Präventionsprogramm, das in drei Stufen aufgebaut ist. Zunächst wird mithilfe eines Fragebogens das Diabetesrisiko ermittelt. Als Nächstes erfolgen Schulung und Information der Risikopersonen und sodann die kontinuierliche Weiterbetreuung mit Begleitung und Motivation.

Die Tatsache, dass es hier primär um Zuckerkranke geht, reduziert nicht die Bedeutung des Projektes im Zusammenhang mit dem Thema dieses Buches! Neueste Forschungsergebnisse haben gerade gezeigt, dass auch die Zuckerkrankheit ein wesentlicher Risikofaktor für die Entstehung von Krebs ist! Der Zugang zu weiteren Einzelheiten dieses Konzepts findet sich in Anhang IV.

Alle bisher vorgestellten Konzepte beschäftigen sich mit Aspekten im Bereich des Körpers. Wir haben in unserer **Tabelle 10** (S. 96) jedoch auch einige mentale Defizite zusammengetragen. Daher wollen wir nun auch noch ein Konzept vorstellen, das nicht nur auf den Körper, sondern auch auf den Geist wirkt: die **„Stiftung Singen"** von Dr. Karl Adamek.

Er hat ein solches Defizit im Bereich unseres Seelenlebens beschrieben: Unsere Gesellschaft hat das Singen verloren. Singen ist aber laut Lord Yehudi Menuhin, dem Schirmherrn von „Il canto del mondo", die eigentliche Muttersprache des Menschen. Es gehört zum artgerechten Leben des Menschen.

Dr. Adamek wies erstmals empirisch nach, dass Menschen, die singen, psychisch und physisch gesünder sind. Er zeigte, dass ein Mensch, der sein Singen nicht als alltägliches Verhalten pflegt, auch nicht seine vollen Lebenspotenziale entfalten kann. Singen ist also sowohl Gesundheitserreger als auch allgemeines Lebenselixier. Singen aktiviert nachweislich die „innere Hausapotheke", die körpereigene Produktion von Hormonen und Botenstoffen im Gehirn. Wer seine alltagstaugliche Fähigkeit zu singen nicht entfalten kann, hat Nachteile im Leben.

Dr. Adamek hat als Präventionsmaßnahme die Bewegung „Il canto del mondo" ins Leben gerufen. Hier wird zum Beispiel unter dem Namen „Canto elementar" Kindergartenkindern von erfahrenen älteren Chorsängern, so genannten Singpaten, wieder (oder erstmals) das eigene Singen nahegebracht, für das im „modernen" Lebensstil unserer Kleinfamilien häufig kein Platz mehr ist. Weitere Einzelheiten finden sich auch hier auf der Webseite, die in Anhang IV gelistet ist.

Zu guter Letzt möchten wir noch eine Institution vorstellen, die sich ebenfalls mit den zahlreichen Facetten der Prävention beschäftigt. Sie verkauft allerdings keine Produkte, sondern ist – genau wie die

BEISPIELE FÜR EFFEKTIVE PRÄVENTIONSKONZEPTE

„Stiftung Singen" von Dr. Adamek – eine gemeinnützige Stiftung, die von Jörg Spitz im Jahr 2009 gegründet wurde: **„Deutsche Stiftung für Gesundheitsinformation und Prävention (DSGIP)"**.

Wie der Name bereits besagt, soll diese Stiftung dazu beitragen, den Wirrwar der Informationen für den Verbraucher zu lichten. Wissenschaftlich fundierte, jedoch gut verständliche Aussagen zu den verschiedensten Produkten im Bereich Gesundheit sollen dem Verbraucher helfen, die Spreu vom Weizen in den Aussagen der Medien (und der Anbieter) zu trennen.

Zum Aufbau der Stiftung und zur Aufnahme umfassender Tätigkeiten wird noch viel Zeit und noch mehr Geld benötigt. Förderer sind jederzeit willkommen! Weitere Informationen finden sich auf S. 127 und die zugehörige Adresse in Anhang IV.

Die hiermit beendete Aufstellung erhebt keinen Anspruch auf Vollständigkeit. Sie soll vielmehr aufzuzeigen, wie komplex die Entwicklung der Prävention in der Gesellschaft bereits begonnen hat, angefangen von der privaten Stiftung bis hin zu international agierenden Konzernen.

Diese Auswahl soll auch nochmals verdeutlichen, dass Prävention eine gesamtgesellschaftliche Aufgabe ist, die nur gelöst werden kann, wenn sich eine genügend große Zahl von handlungsfähigen Menschen und Institutionen auf diesen Weg begibt.

Ferner wird klar, dass sich eine effektive und nachhaltige Prävention nur im Rahmen eines professionellen und auch ökonomisch tragfähigen Konzeptes in unserer Gesellschaft realisieren lässt – und nicht als eine neue sozialromantische Illusion oder kostenlose karitative Institution!

Dem Staat, der uns viele Jahrzehnte vorgegaukelt hat, dass er unsere Gesundheit garantieren und dem einzelnen Menschen die Verantwortung für dessen Gesundheitsvorsorge abnehmen könne, fällt die Aufgabe zu, die gesetzlichen Rahmenbedingungen zu schaffen, damit die privaten Initiativen in der Gesellschaft erfolgreich umgesetzt werden können.

Je eher diese gesamtgesellschaftliche Aufgabe der Prävention auf breiter Basis angegangen wird, umso schneller werden wir die derzeit aussichtslos erscheinende finanzielle Situation in unserem Gesundheitssystem meistern können. Dies gilt im nächsten Schritt dann auch für weitere Probleme unserer Gesellschaft wie die relative Überalterung und die daraus resultierenden wirtschaftlichen Probleme!

ANHANG II

INFORMATIONEN ZU VITAMIN-D-PRÄPARATEN

Eine häufig direkt nach Vorträgen oder auch später per E-Mail gestellte Frage lautet: Welche Vitamin-D-Präparate sind denn für eine gezielte Vorbeugung geeignet? Daher wollen wir mit dieser Aufstellung ein wenig Klarheit in das verwirrende Angebot unterschiedlichster Produkte auf dem Markt bringen.

Die Zeitschrift Öko-Test listete in ihrem Jahrbuch Gesundheit 2010 44 Vitamin-D-haltige Produkte auf, überwiegend Nahrungsergänzungsmittel und einige Arzneimittel. Es handelte sich durchweg um Kombinationspräparate, die in der Regel nur geringe Mengen an Vitamin D und zusätzlich Kalzium als klassische Therapieform der Altersosteoporose aufwiesen; dies bedeutet, dass sie samt und sonders nur bedingt für die Vitamin-D-Vorsorge in der von uns beschriebenen Form geeignet sind. Bei der angestrebten, ausreichenden Vitamin-D-Zufuhr wird mit diesen Produkten zu viel Kalzium zugeführt, das der Körper nicht benötigt.

Die Rote Liste der verfügbaren Arzneimittelpräparate für das Jahr 2010 weist 45 Präparate mit Vitamin D aus – davon lediglich sechs Monopräparate ohne Kalzium und drei Multivitaminpräparate. Letztere verfügen jedoch ebenfalls alle nur über eine geringe Konzentration (< 300 IE) von Vitamin D pro empfohlener Tagesdosis, sodass sie wie die Kombipräparate mit Kalzium für eine gezielte Ersatztherapie mit mehreren tausend Einheiten pro Tag weniger geeignet erscheinen.

Die sechs Monopräparate sind in **Tabelle 13** aufgelistet. Nachdem die Hersteller alle zu den etablierten Pharmafirmen zählen, ist davon auszugehen, dass sie in Bezug auf die Qualität gleichwertig sind. Studien zu dieser Frage sind uns allerdings nicht bekannt.

Deutliche Unterschiede zwischen den Präparaten finden sich jedoch in Bezug auf die angebotenen Konzentrationen. Dies ist bedeutend für die von uns beschriebene Variante einer initialen „Hochdosistherapie". Hier sind die beiden (oralen) Produkte Dekristol (Fa. Mibe) und Vigan-

ANHANG II: INFORMATIONEN ZU VITAMIN-D-PRÄPARATEN

tol Öl (Fa. Merck) als optimal zu bezeichnen (die ebenfalls hochdosierte intramuskuläre Anwendung von D-3-Vicotrat bleibt wohl eher speziellen Einsätzen vorbehalten).

Allerdings hat die hohe Konzentration ihren Preis: Diese Präparate sind im Gegensatz zu den übrigen Präparaten verschreibungspflichtig. Man benötigt also derzeit ein Rezept und damit die Zustimmung eines Arztes für diese sinnvolle Maßnahme der Gesundheitsvorsorge! Dafür reduziert sich andererseits der finanzielle Aufwand bei diesen Präparaten für eine Tagesdosis von 3.000 IE auf etwa 5 Cent.

Monopräparate zur ausschließlichen Prophylaxe mit Vitamin D

Produktname	Form	Konzentration/Dosis	Applikation	Hersteller
D-3-Vicotrat	Lösung	100.000 IE	i.m. Injektion	Heyl
Dedrei	Tabletten	1.000 IE	oral	Opfermann
Dekristol	Kapseln	400 IE	oral	Mibe
Dekristol	Kapseln	20.000 IE	oral	Mibe
Vigantoletten	Tabletten	500/1.000 IE	oral	Merck
Vigantol Öl	Öl	20.000 IE/ml	oral	Merck
Vitamin D3 Hevert	Tabletten	1.000 IE	oral	Hevert

Tab. 13: Die Rote Liste der verfügbaren Arzneimittelpräparate weist diese angegebenen Monopräparate zur Prophylaxe/Therapie mit reinem Vitamin D aus (alphabetische Reihenfolge). Die angegebene Konzentration bezieht sich jeweils auf die ebenfalls gelistete Darreichungsform. Die individuelle tägliche oder wöchentliche Dosierung richtet sich im Einzelfall nach den persönlichen Gegebenheiten, insbesondere dem nachgewiesenen Vitamin-D-Spiegel (Einzelheiten dazu finden sich im Kapitel „Und woher bekomme ich nun genügend Vitamin D?").

ANHANG III

EMPFEHLENSWERTE LITERATUR

Prof. Dr. Jörg Spitz
Vitamin D
Das Sonnenhormon für unsere Gesundheit und
der Schlüssel zur Prävention
248 S., 19,50 Euro
mip-spitz-gbr, 2., erw. Aufl. 2009
ISBN 978-3-00-027740-5

Wer noch mehr über Vitamin D wissen möchte, der findet in diesem allgemeinverständlich geschriebenen Buch eine umfassende Darstellung aller neuen Erkenntnisse zu Vitamin D einschließlich eines Quellenverzeichnisses mit mehr als 300 Originalzitaten aus der internationalen Literatur. Der deutlich größere Umfang des Buches erlaubt ebenfalls eine eingehendere Darstellung der zusätzlichen Risiken im Rahmen des Defizitsyndroms und der Präventionsregeln als im hier vorliegenden Werk. Der Reinerlös aus dem Verkauf fließt der Deutschen Stiftung für Gesundheitsinformation und Prävention zu. Dazu sollte die Bestellung direkt beim Verlag (mip-spitz-gbr, siehe Anhang IV) erfolgen.

Mark Jenkins und Michael F. Holick
Schützendes Sonnenlicht
Die heilsamen Kräfte der Sonne
144 S., 39,90 Euro
Haug Sachbuch 2005
ISBN 978-3-8304-2208-2

Dies ist das erste in Deutschland erschienene Buch, das über die zusätzlichen Eigenschaften von Vitamin D berichtete. Auch wenn inzwischen zahlreiche weitere Erkenntnisse über das Sonnenhormon veröffentlicht wurden, die dann auch zu Büchern anderer Autoren in Deutschland

ANHANG III: EMPFEHLENSWERTE LITERATUR

geführt haben, so bleibt doch das Werk von Michael Holick immer noch der Klassiker auf diesem Gebiet. Insbesondere sind seine eingehenden Erläuterungen der verschiedenen Abhängigkeiten der Vitamin-D-Produktion unverändert gültig.

David Servan-Schreiber
Anti-Krebs-Buch
Was uns schützt: Vorbeugen und nachsorgen mit natürlichen Mitteln
352 S., 24,90 Euro
Antje Kunstmann Verlag, 4. Aufl. 2008
ISBN 978-3-88897-513-4

David Servan-Schreiber war selbst an einem Gehirntumor erkrankt. Der ehrgeizige junge Hirnforscher schöpfte zunächst alle Methoden der Schulmedizin aus, um wieder gesund zu werden. Erst nach einem Rückfall begann er sich zu fragen, was er selbst, was sein Lebensstil zur Heilung beitragen könne.
In einzigartiger Weise verbindet Servan-Schreiber persönliche Erfahrung und Forschungsreport, leicht verständliche medizinische Erklärungen und praktische Ratschläge zu einem „Anti-Krebs-Buch" par excellence: unverzichtbar zur Vorbeugung wie Nachsorge, für Kranke wie Gesunde.

Prof. Richard Béliveau und Dr. Denis Gingras
Krebszellen mögen keine Himbeeren
Nahrungsmittel gegen Krebs
216 S. 21,95 Euro
Kösel-Verlag, 13. Aufl. 2007
ISBN 978-3-466-34502-1

Dieses Buch präsentiert die Aufsehen erregenden Erkenntnisse zweier Molekularmediziner. Auf biochemischer Ebene haben sie den genauen Zusammenhang zwischen Ernährung und Krebs erforscht und können für Erkrankte sowie in der Prävention erstmals verlässliche Anhaltspunkte für die tägliche Ernährung vermitteln. Ihre Untersuchungen

EMPFEHLENSWERTE LITERATUR

zeigen zweifelsfrei, dass der Verzehr von ganz bestimmtem Obst und Gemüse ein Schlüsselfaktor zur Reduzierung des Krebsrisikos ist und sogar Mikrotumore töten kann!

Bruce Lipton
Intelligente Zellen
Wie Erfahrungen unsere Gene steuern
264 S., 14,95 Euro
Koha Verlag 2006
ISBN 978-3-936862-88-1

Der Zellbiologe Bruce Lipton beschreibt, wie unser Denken und Fühlen bis in jede Einzelne unserer Zellen hineinwirkt und wie dies auf molekularer Ebene vor sich geht. In leicht verständlicher Sprache und anhand eingängiger Beispiele führt er vor, wie die neue Wissenschaft der Epigenetik die Idee auf den Kopf stellt, dass unser physisches Dasein durch unsere DNS bestimmt würde. Vielmehr werden sowohl unser persönliches Leben als auch unser kollektives Dasein durch die Verbindung zwischen innen und außen, zwischen Geist und Materie gesteuert.

Johannes Coy und Maren Franz
Die neue Anti-Krebs-Ernährung
Wie Sie das Krebs-Gen stoppen
208 S., 19,99 Euro
Gräfe & Unzer, 7. Aufl. 2009
ISBN 978-3-8338-1663-5

Dass etwas so Einfaches wie die tägliche Ernährung bei einer so gefährlichen Krankheit wie Krebs wichtig sein kann, klingt zunächst überraschend. Und doch kann eine veränderte Ernährungsweise eine wichtige Ergänzung zu den konventionellen Therapien darstellen. Dr. Johannes Coy hat eine Entdeckung gemacht, die für alle, die dem Krebs den Kampf angesagt haben, einen Meilenstein darstellt. Während seiner langjährigen Forschungstätigkeit hat er das Gen TKTL 1 und den damit verbundenen Vergärungsstoffwechsel entdeckt. Er leitet aus seinen revolutionären Forschungsergebnissen eine spezielle Ernährungsform ab, die aggressive Krebszellen aushungert.

Christian Larsen
Gut zu Fuß ein Leben lang
Fehlbelastungen erkennen und beheben. Trainieren statt operieren: Die Erfolgsmethode Spiraldynamik®. 50 Übungen bei Hallux, Fersensporn, Spreizfuß & Co
159 S., 17,95 Euro
Trias, 3. Aufl. 2007
ISBN 978-3-8304-3418-4

Über ein Drittel aller Erwachsenen klagt über Fußprobleme oder Problemfüße. Jeder 20. erhält Laufhilfe über das Skalpell. Dabei gibt es viele Arten, Ihre Füße zu unterstützen und zu verwöhnen. Gewinnen Sie mit diesem Buch das Wissen zu gesunden, schönen und leistungsstarken Füßen zurück. Mit Hilfe eines übersichtlichen Leitfadens kommen Sie zu einer genauen Einschätzung Ihrer Fußsituation. Und von dort aus zu einem effektiven Trainingsprogramm, das genau auf die Bedürfnisse Ihrer Füße zugeschnitten ist.

Ilona Kickbusch
Die Gesundheitsgesellschaft
Megatrends der Gesundheit und deren Konsequenzen für Politik und Gesellschaft
175 S., 19,90 Euro
Verlag für Gesundheitsförderung 2006
ISBN 978-3-929798-36-4

Das Buch konzentriert sich auf die zentrale Rolle, die der Gesundheit in modernen Gesellschaften zukommt. Es beschreibt das neue aktive Gesundheitsverständnis, das sich daraus entwickelt, und erläutert die

EMPFEHLENSWERTE LITERATUR

radikale Umorientierung und Neugestaltung, die dadurch erforderlich wird, und es spricht die Paradoxien, Ambivalenzen und Ungleichheiten an, die uns im Gesundheitsalltag begegnen. Gesundheit wird allgegenwärtig und das derzeitige Gesundheitswesen wird zum Nebenschauplatz, wenn es um die Gesunderhaltung geht. Es braucht von daher eine neue Gesundheitspolitik, die diesen Namen verdient. Aber es geht nicht nur um neue Strategien, sondern auch um eine Diskussion über die Werte und ethischen Grundlagen der Gesundheitsgesellschaft. BügerInnen, Politik und Markt müssen auf neue Weise zusammenwirken, um nachhaltige Gesundheit zu ermöglichen.

Das Buch ist zum Zeitpunkt der Manuskripterstellung im Juni 2010 vergriffen. Daher wird bis zur Neuauflage folgender Ersatztitel vorgeschlagen, der einen Beitrag von Frau Kickbusch enthält: Eberhard Göpel (Hg.), **Gesundheit bewegt** – Wie aus einem Krankheitswesen ein Gesundheitswesen entstehen kann; 256 S., 19,80 Euro; Mabuse-Verlag 2004, ISBN 978-3-935964-58-6.

Weston Andrew Price
Nutrition and Physical Degeneration
524 S., 58,90 Euro
Keats Pub Inc., 6. Aufl. 1997
ISBN 978-0-87983-816-4

Dieses Buch ist bereits 70 Jahre alt und doch so aktuell wie nie! Sein Autor war Präsident der amerikanischen Gesellschaft für Zahnmedizin. Bereits damals stritten die „Hygieniker", die die Zähne durch Putzen gesund erhalten wollten, mit den „Ernährungsanhängern", für die die Gesundheit der Zähne von einer richtigen Ernährung abhing. Der Autor reiste durch die ganze Welt und besuchte zwölf von der Zivilisation noch unbelastete Stämme. Sein Fazit: Trotz unterschiedlichster Speisepläne waren die Zähne der Menschen so lange gesund, wie die ursprüngliche, unbearbeitete Nahrung gegessen wurde. Sobald Konservendosen diese ersetzten, wurden die Zähne krank! Und nicht nur die Zähne! Leider ist dieses einmalige Werk nur in Englisch verfügbar!

ANHANG IV

INTERESSANTE KONTAKTDATEN UND INTERNETADRESSEN

Nachstehend sind zunächst die im Buch erwähnten Institutionen zur Gesundheitsvorsorge und Prävention mit ihren Internetseiten und weitere Kontaktdaten aufgelistet.

Im zweiten Teil der Liste finden sich einige interessante (leider fast nur englische) Internetseiten zum Thema Vitamin D. Lediglich die Internetseite von Dr. Raimund von Helden und von Dr. Nicolai Worm sind in Deutsch.

Die Auflistung ist wie alle anderen subjektiv und beispielhaft: Sie erhebt keinerlei Anspruch auf Vollständigkeit!

Deutsche Stiftung für Gesundheitsinformation und Prävention (dsgip)
c/o mip-spitz-gbr
Prof. Dr. Jörg Spitz
Krauskopfallee 27
68129 Schlangenbad
Tel. (0 61 29) 5 02 99 86
info@dsgip.de
www.dsgip.de

Institut für medizinische Information und Prävention
Kontakt siehe Angaben bei der Stiftung dsgip
www.mip-spitz.de

Europäisches Gesundheitsnetzwerk e. V.
Frau E. Böckler
Hauptstr. 49
35614 Asslar-Werdorf
Tel. (0 64 43) 8 18 55 52
e.boeckler@eu-gn.eu
www.gesundheitsfahrschule.de

ANHANG IV: INTERESSANTE KONTAKTDATEN UND INTERNETADRESSEN

Netzwerk movelifebalance
Oliver Härting
Papenstiege 11
48161 Münster
Tel. (0 25 33) 9 35 97 97
info@movelifebalance.de
www.movelifebalance.de

Spiraldynamik
Spiraldynamik Akademie
akademie@spiraldynamik.com
www.spiraldynamik.com/akademie.htm

Tavarlin AG (Therapie nach Dr. Coy)
Landwehrstr. 54
64293 Darmstadt
Tel. (0 61 51) 6 66 80 50
info@tavarlin.de
www.tavarlin.de

NSA AG
Holeestr. 87
CH-4015 Basel
Tel. +41 (61) 3 07 40 50
www.nsa.ch/de/home/

Life Plus International
Tel. (08 00) 1 01 32 01
www.lifeplus.com

Biogena Deutschland GmbH
Sägewerkstr. 3
83395 Freilassing
Tel. (0 86 54) 77 15 65
info@biogena.de
www.biogena.de

INTERESSANTE KONTAKTDATEN UND INTERNETADRESSEN

IMAGE Projekt
www.image-project.eu
Koordinator für Deutschland: Prof. Dr. P. Schwarz
www.mk3.uniklinikum-dresden.de

In Kooperation mit:
TUMAINI-Institut für Präventionsmanagement GmbH
Gostritzer Str. 50
01217 Dresden
Tel. (03 51) 4 79 34 20
info@tumaini.de
www.tumaini.de

Internationales Netzwerk zur Förderung
der Alltagskultur des Singens e. V.
www.il-canto-del-mondo.de

Seminare und Ausbildung
zum Thema Singen und Gesundheit im Alltag
www.karladamek.de

FACHINFORMATIONEN ZU VITAMIN D

www.SonnenNews.de
Die wohl umfangreichste und aktuellste deutschsprachige Webseite über Sonne und Vitamin D. Hier finden sich nicht nur tagesaktuell kurze Zusammenfassungen internationaler Publikationen mit dem Verweis auf die Originalquelle in den wissenschaftlichen Datenbanken, sondern auch ein umfangreiches Archiv, in dem gezielt nach bestimmten Punkten oder Veröffentlichungen zum Thema Vitamin D gesucht werden kann.

ANHANG IV: INTERESSANTE KONTAKTDATEN UND INTERNETADRESSEN

www.vitaminDelta.de
Betreut von Dr. Raimund von Helden, Deutschland, der als niedergelassener Arzt das Vitamin-D-Defizit in seiner täglichen Praxis intensiv erlebt und therapiert.

www.Vit-D.info
Deutschsprachige Internetseite mit allgemeinen Informationen zu Vitamin D und der Möglichkeit, online Vitamin-D-haltige Produkte zu bestellen.

www.heilkraft-d.de
Betreut von Dr. Nicolai Worm, der das gleichnamige Buch über Vitamin D verfasst hat.

www.sunarc.org
Betreut von Dr. William Grant, USA, Ko-Autor dieses Buches und Autor zahlreicher wissenschaftlicher Beiträge über die Bedeutung von Vitamin D.

www.vitamindcouncil.com
Betreut von Dr. John Cannell, USA, ebenfalls Autor wichtiger Arbeiten zu Vitamin D.

www.grassrootshealth.org
Gemeinnützige Laienorganisation in den USA, die es sich zur Aufgabe gemacht hat, die wichtigen Informationen über die Bedeutung von Vitamin D für unsere Gesundheit gezielt zu verbreiten.

www.pubmed.com
Wissenschaftliche Datenbank für Recherchen.

ANHANG V
GLOSSAR

Fachbegriff	Erläuterung
Adenom	gutartige Zellwucherung, gutartiger Tumor
anamnestische Erhebungen, Anamnese	Vorgeschichte in Bezug auf aktuelle Erkrankung
angiografiert, Angiografie	Darstellung von Blutgefäßen mittels Kontrastmittel
atopische Erkrankung	allergische Erkrankung
autokrines System	spezielle Drüsenfunktion, die Zelle selbst betreffend
Biopsie, Nadel-	Gewebeentnahme zur z. B. mikroskopischen Untersuchung
Defizit	Mangel
Dekompensation	versagender Ausgleich, Zusammenbruch
elementare Bedeutung	grundlegende Bedeutung
endokrin	nach innen absondernd
endokrines System	alle Organe und Gewebe des Körpers, die Hormone produzieren
Endosonografie	Sonografie „von innen" (z. B. über den Darm)
epidemiologische Studien	Untersuchungen zur Häufigkeit von Erkrankungen
Epigenetik	Weitergabe von Eigenschaften auf die Nachkommen, die nicht auf Abweichungen des Erbgutes selbst zurückgehen, sondern auf eine vererbbare Änderung der Genregulation und Genexpression. Eng damit verknüpft sind physiologische Prozesse der Individualentwicklung

ANHANG V: GLOSSAR

evidenzbasierte Studie	Untersuchung unter besonderen Voraussetzungen, die die Korrektheit der Ergebnisse sicherstellen soll
experimentelle Studie	auf wissenschaftlichen Experimenten beruhende Studie
Fraktur	Knochenbruch
Genese	Ursache, Entstehung
genetische Faktoren	das Erbgut betreffende Faktoren
histologische Untersuchung	Untersuchung von Körpergewebe mit dem Mikroskop
humoral	die Körperflüssigkeiten betreffend
Hydroxylierung	chemische Reaktion: Anhängen einer Wasser-Sauerstoff-Gruppierung an ein Molekül
Immunmodulation	Steuerung/Beeinflussung des Immunsystems
initiale Bestimmung	Anfangsbestimmung
Kohortendaten	statistische Daten einer bestimmten Gruppe
Koloskopie	endoskopische Untersuchung des Dickdarms
Komorbidität	unterschiedlich diagnostizierbare und eigenständige Krankheitsbilder, die nebeneinander auftreten
Kompensationsfähigkeit	Ausgleichsfähigkeit
Konversion	Umwandlung, Umkehrung
Kooperation	Zusammenarbeit
lymphogene Metastasierung	durch Lymphgefäße weitergetragene, die Lymphgefäße betreffende Metastasierung
Morbidität	Krankheitsstand, Erkrankungsziffer
Mortalität	Sterblichkeitsziffer
mutiert	spontan im Erbgefüge geändert
Ödem	Ansammlung von Wasser im Gewebe
okkultes Blut	Blut z.B. im Stuhl, das nicht sichtbar ist, chemisch jedoch nachweisbar ist

GLOSSAR

Onkologen	„Krebsärzte"
Osteomalazie	Knochenerweichung
oxidativer Stress	Belastung der Zelle durch oxidierende Substanzen oder so genannte „freie Radikale"
Patientenkollektive	bestimmte Gruppe von Patienten
peripher	am Rande befindlich
Pigmenteinlagerung	Farbeinlagerungen
Polymorphismen	Vielgestaltigkeit, Verschiedengestaltigkeit
postoperativ	nach einer Operation
präoperativ	vor einer Operation
Primärtumor	Ersttumor, Ausgangstumor
Prognose	Aussicht, wissenschaftliche Voraussage
progredienter Verlauf	zunehmend, fortschreitend
psychosozialer Stress	Belastung, die durch das soziale Umfeld entsteht
Rektoskopie	Darmspiegelung
Rezeptoren	reizaufnehmende Zellen eines Gewebes
Rezidiv	wiederholtes Auftreten, Rückfall
reziprok	Kehrwert, umgekehrt proportional
Sekundärprävention	„nachträgliche" Prävention, Vorbeugung des Rezidivs einer Krankheit
Signifikanz	Bedeutsamkeit
Sonnenexposition	der Sonne ausgesetzt sein
Steroidhormon	Hormon mit einer bestimmten ähnlichen chemischen Formel, die sich vom Cholesterin ableitet
Supplementation	Ergänzung
synergistischer Effekt	Zusammenwirken
synthetisiert bzw. Synthese	Zusammenfügung
Tumorgenese	Tumorherkunft, Tumorursache

STICHWORTVERZEICHNIS

B

Basaliom 65f.
Begleiterkrankungen 75, 77
Breitengrad 29f., 32f., 44, 69, 81, 87f., 90
Brusttumore 51–57, 73

D

Darmkrebsrisiko 29–31, 43–47, 49f.
Dickdarmtumore 29–31, 44, 46, 49f., 52

E

Eisberg-Phänomen 98f.
EPIC-Studie 12
Epigenetik 11f., 143, 151
Ergänzungsmaßnahmen 103, 106, 109, 111

F

Fragebogen 97, 115, 135

H

Hauttumore 62, 64, 68
Hauttypen 88
Heliotherapie 15
Herz-Kreislauf-Erkrankungen 12, 22, 35f., 75, 77, 79

I

Immunsystem 22, 38, 81f., 84
Interheart-Studie 97f.

J

Jahreszeit 65, 87, 89

STICHWORTVERZEICHNIS

K
Kombinationspräparate 91, 139
Krebs-Entstehung 7, 22, 29, 32–34, 37–40, 46, 49f., 52, 60, 64, 66, 70f., 73, 75, 77, 79, 90, 95, 97, 102, 126, 136
Krebshäufigkeit 29, 31–34, 43, 45f., 48, 56, 58, 66, 68f., 73
Krebssterblichkeit 30f., 45, 69, 74, 80

L
Lebensbaum 118
Lebensmittel 18, 131
Lebensqualität 13, 102, 111, 130
Lebensstil 8–13, 24, 28, 38, 41f., 62, 79, 83, 94–98, 100f., 106f., 109, 111, 113, 116, 120ff., 127, 130f., 133, 136, 142

M
Melanom 43, 65ff., 70, 74
Metastasen 39, 47, 51, 55, 59, 73, 75, 77, 102

N
Nervenerkrankungen 81
Nierenkarzinome 32

P
Prostatatumore 31, 43, 58–61

R
Risikoanalyse 97, 113, 115, 117
Risikoreduktion 39, 47, 53ff., 57, 60, 69, 71

S
Skelett/-system 59, 80, 82, 84
Sonnenhormon 19f., 22, 29f., 32, 34ff., 38, 40, 42, 44, 46–50, 52, 54, 56, 58, 60, 62, 64–74, 76f., 79–83, 85, 87, 89, 92, 94f., 103f., 109, 122, 127, 134, 141
Sonnenschutzmittel 65f.
Strahlenspektrum 64

STICHWORTVERZEICHNIS

U
UV-Strahlung 20, 22, 25f., 31f., 34, 64–68, 87–90, 94, 96

V
Verhaltensprävention 106, 108, 122
Verhältnisprävention 106f., 112, 121f.
Vitamin-D-Aufsättigung 92
Vitamin-D-Barometer 25
Vitamin-D-Dauertherapie 92
Vitamin-D-Eigenschaften 49, 77, 79f., 83f., 122, 141
Vitamin-D-Mangel 20, 22, 24ff., 28, 37, 53, 76, 90–95, 97, 101, 104f., 108, 122
Vitamin-D-Zufuhr 26, 28, 54, 72, 91, 93
Vitamin-D-Rezeptoren 19, 21, 59
Vitamin-D-Synthese 22, 39, 153
Vorsorgeaufwand 103

Z
Zuckerstoffwechsel 40

mankau

Bücher, die den Horizont erweitern

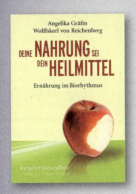

Angelika Gräfin Wolffskeel von Reichenberg
Deine Nahrung sei dein Heilmittel
Ernährung im Biorhythmus

12,95 € (D) / 13,40 € (A)
ISBN 978-3-938396-03-2

„(...) In diesem Buch findet jeder etwas Nützliches, last not least auch einige Küchenrezepte für den Alltag."
  Naturarzt

„(...) Der praxisorientierte Ratgeber gibt fundiertes Wissen verständlich wieder."
  Schrot & Korn

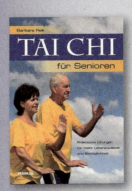

Barbara Reik
Tai Chi für Senioren
Praktische Übungen für mehr Lebensqualität und Beweglichkeit

14,95 € (D) / 15,40 € (A)
ISBN 978-3-938396-25-4

„Alles verständlich erklärt und gut bebildert."
  Hörzu

„Gleichgewichts- und Blutdruckprobleme, Arthrose und Altersdiabetes werden in Lebensfreude und Gelassenheit transformiert."
  Lebens(t)räume

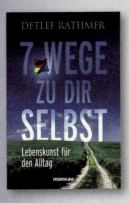

Detlef Rathmer
7 Wege zu Dir selbst
Lebenskunst für den Alltag

9,95 € (D) / 10,30 € (A)
ISBN 978-3-938396-23-0

„Ein inspirierendes Buch, das sich als Wegbegleiter in den unterschiedlichsten Lebenslagen bewährt."
  büchermenschen

„Dieses Buch lese ich nun zum 4. Mal - und glauben Sie mir: ich entdecke immer wieder Neues."
  Heidi Schirner, in: Spirit live & Schirner Magazin

Unsere erfolgreiche Ratgeber-Reihe!
DER PSYCHOCOACH

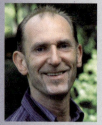

Welchen Einfluss hat die Psyche wirklich auf Ihren Körper? Welche Macht hat Ihr Unterbewusstsein über Ihr Leben? Andreas Winter zeigt dem Leser neue, bislang oft übersehene Aspekte der Gesundheit: In Kombination mit einer „Starthilfe-CD" können Leiden wie Kettenrauchen, Allergien, Übergewicht, Alkoholismus oder Partnerschaftsprobleme mit hoher Erfolgsquote aufgelöst werden.

Alle Bücher jeweils 14,95 € (D) / 15,40 € (A) inklusive Audio-CD!

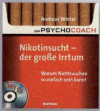

Nikotinsucht – der große Irrtum
ISBN 978-3-938396-10-0

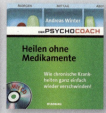

Heilen ohne Medikamente
ISBN 978-3-938396-11-7

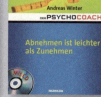

Abnehmen ist leichter als Zunehmen
ISBN 978-3-938396-12-4

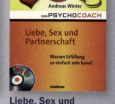

Liebe, Sex und Partnerschaft
ISBN 978-3-938396-16-2

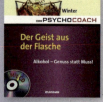

Der Geist aus der Flasche
ISBN 978-3-938396-17-9

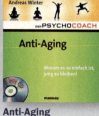

Anti-Aging
ISBN 978-3-938396-22-3

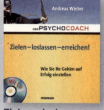

Zielen – loslassen – erreichen!
ISBN 978-3-938396-32-2

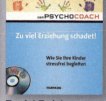

Zu viel Erziehung schadet!
ISBN 978-3-938396-36-0

www.mankau-verlag.de

- Internetforum mit unseren Autoren und Lesern
- Kostenloser Newsletter mit Buch-Verlosungen
- Leseproben, Informationen, Termine